THIS BOOK BELONGS:

_____

_____

Color Test

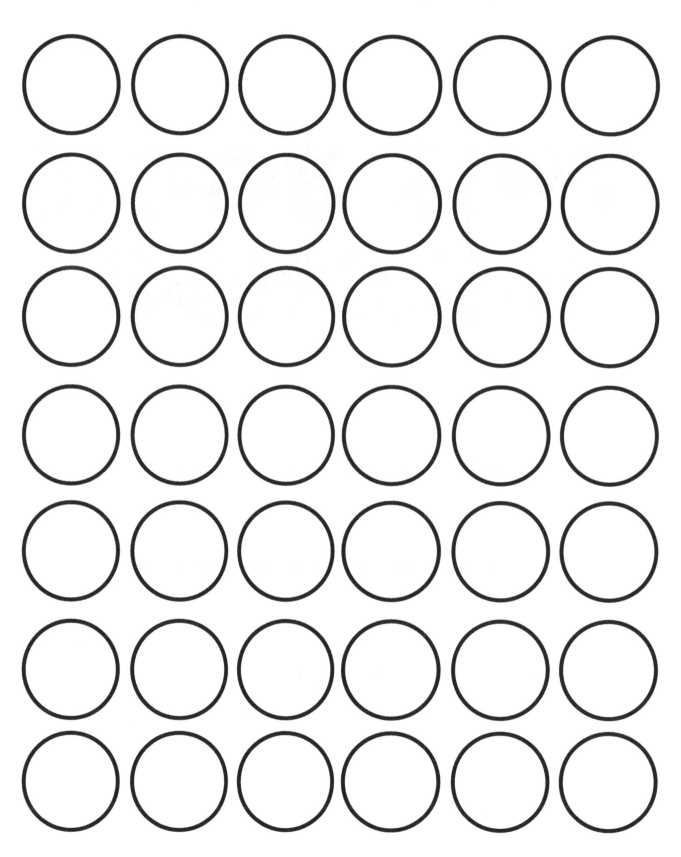

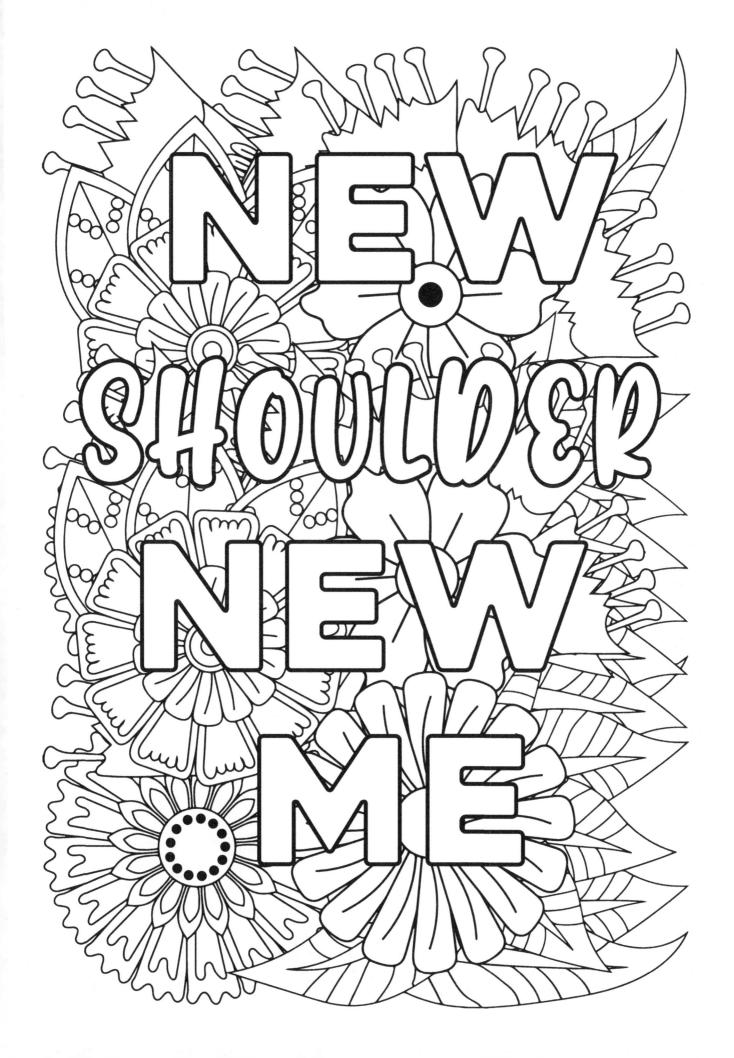

BLANK PAGE

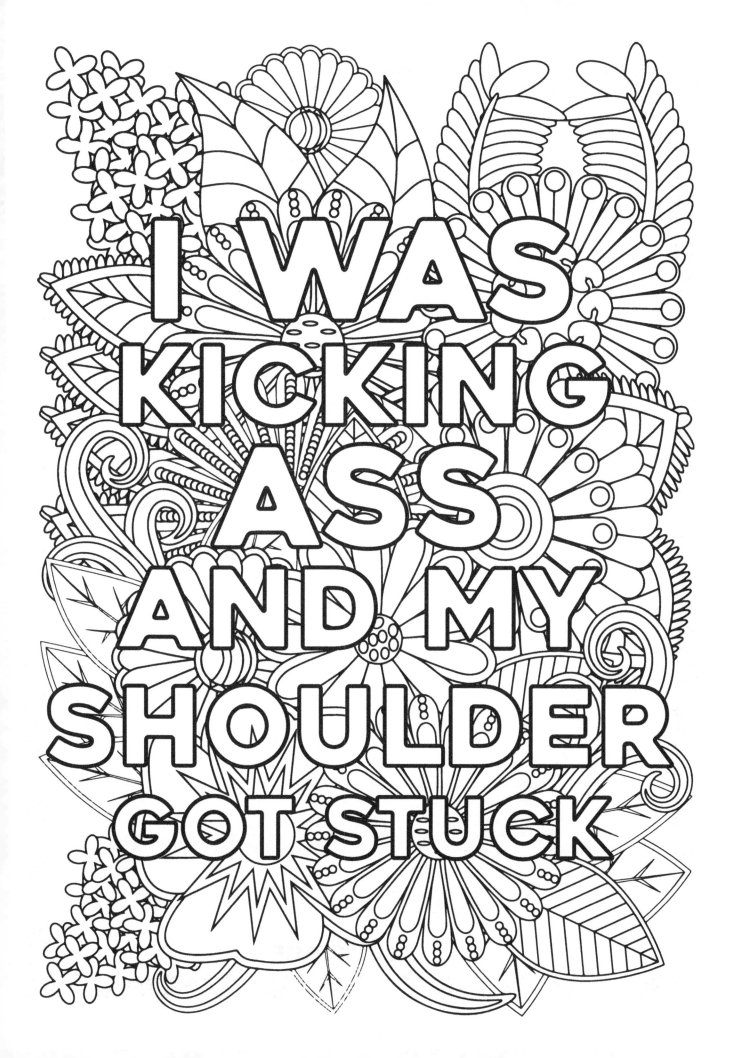

BLANK PAGE

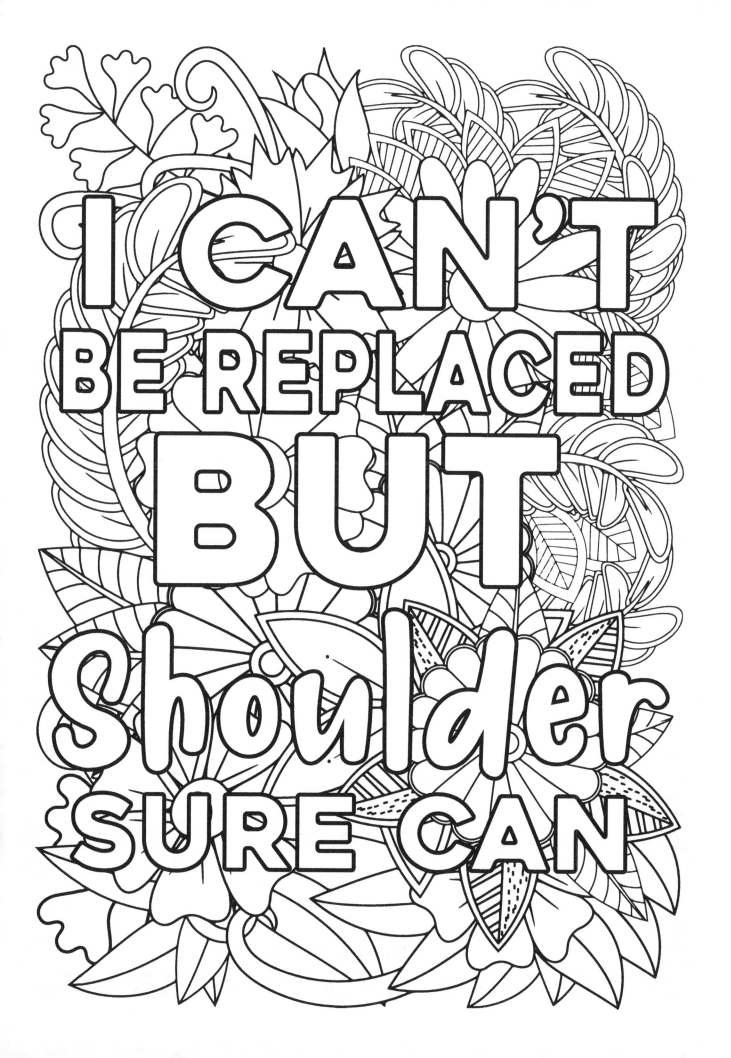

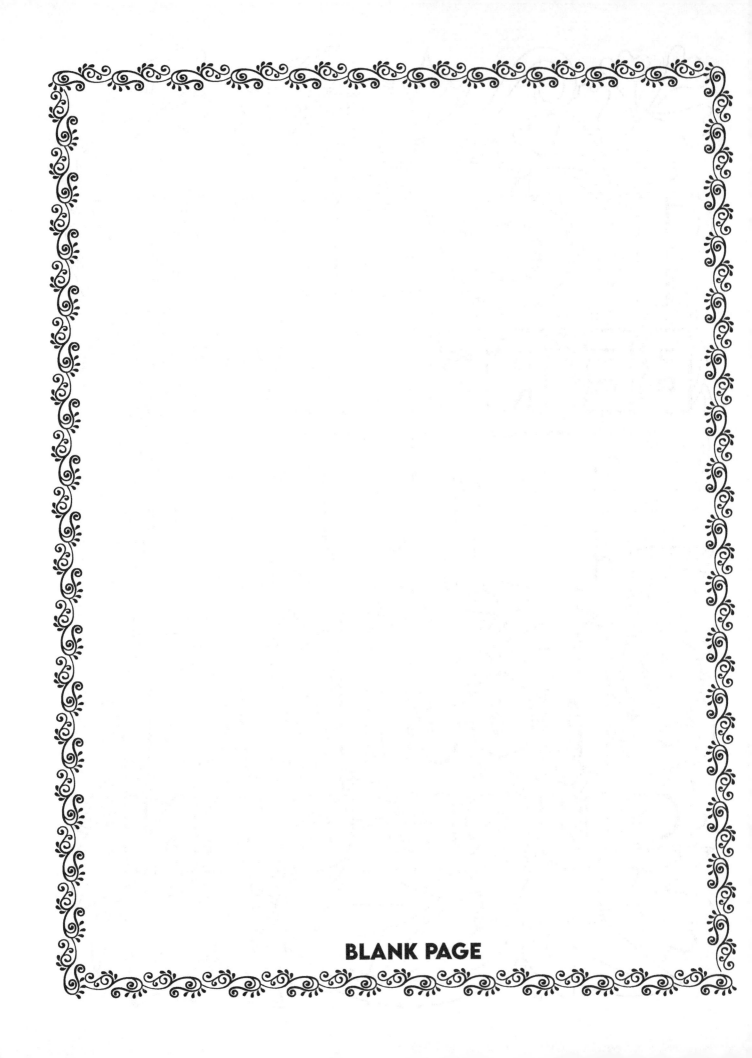

BLANK PAGE

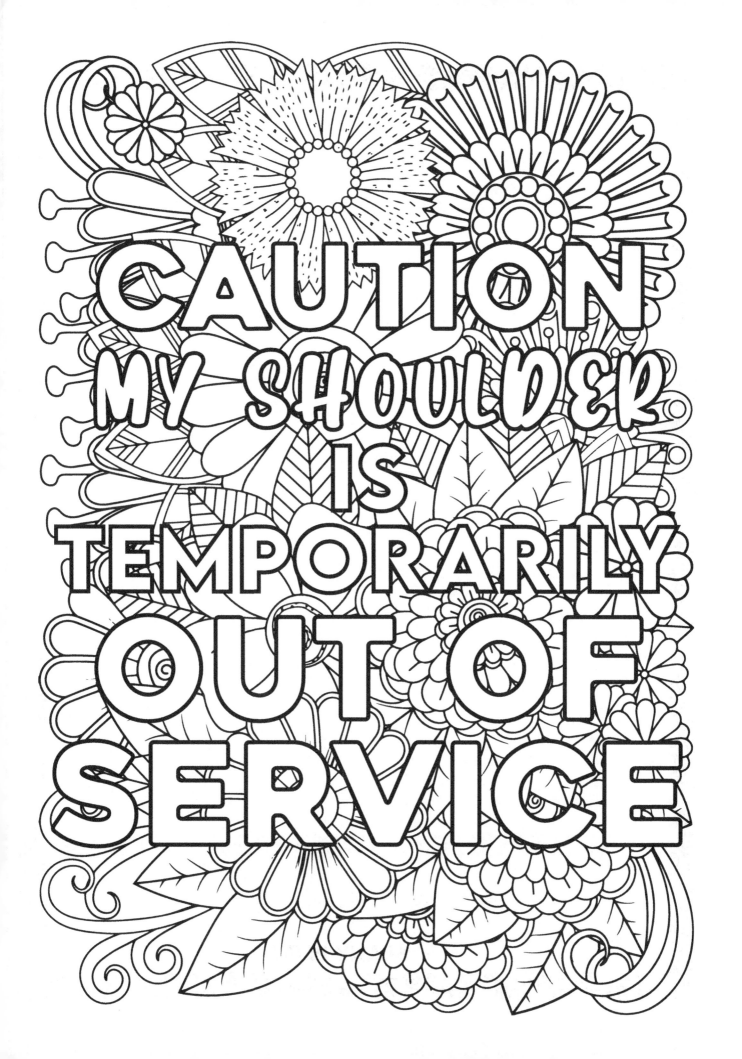

BLANK PAGE

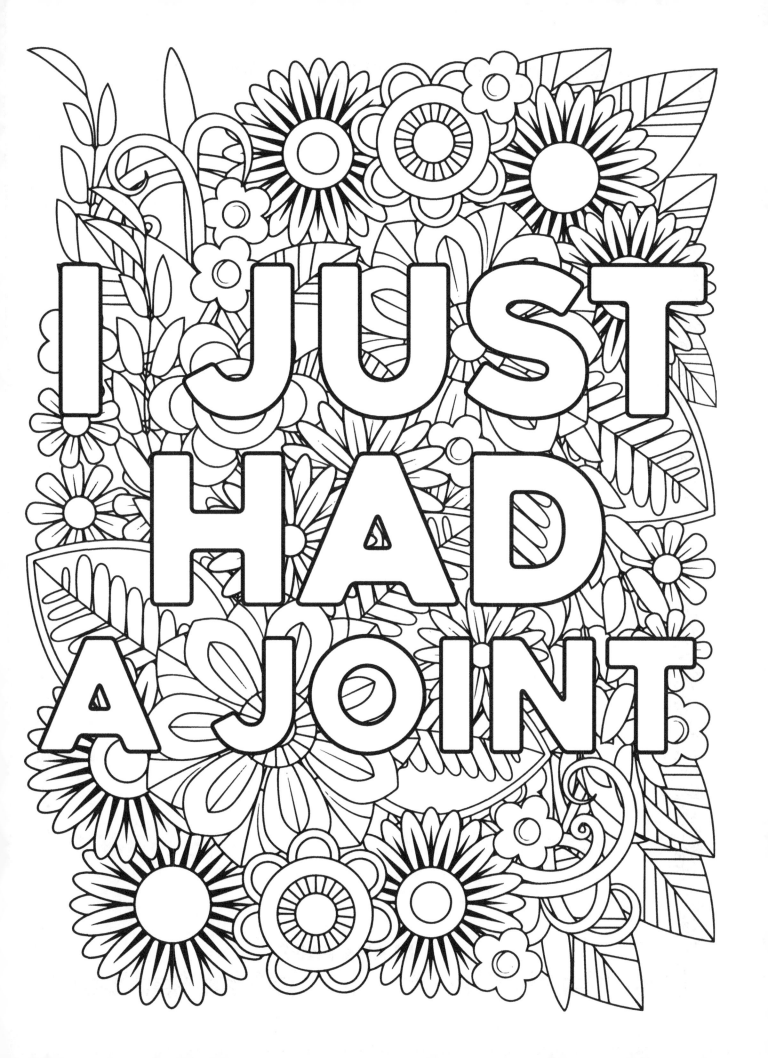

BLANK PAGE

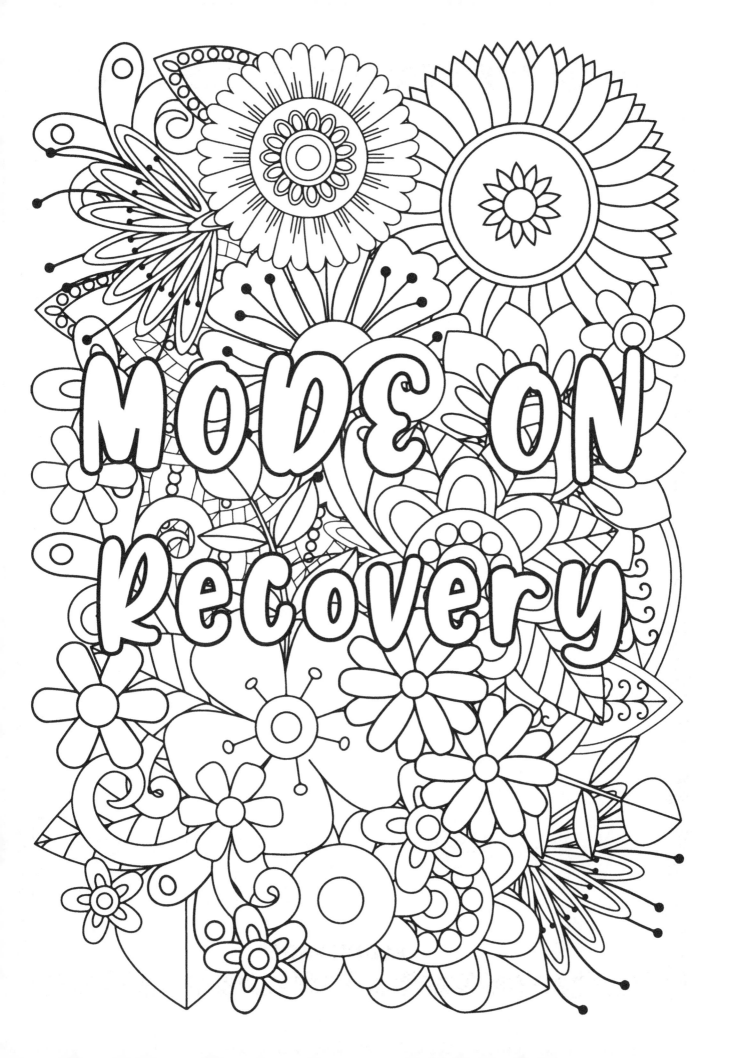

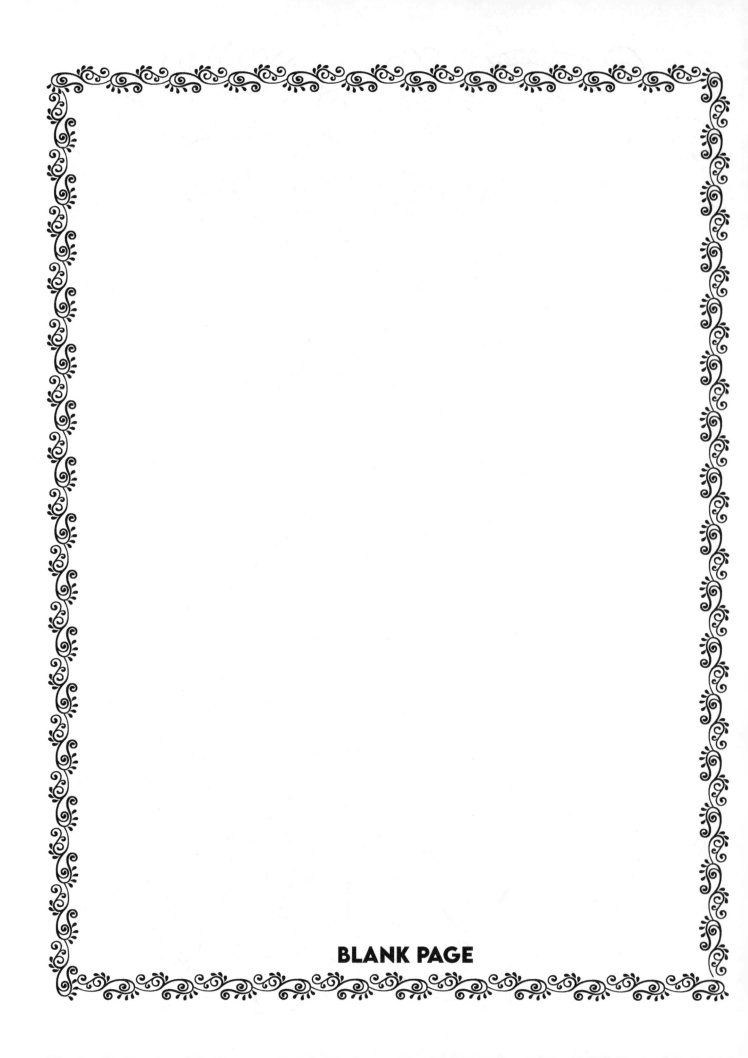

BLANK PAGE

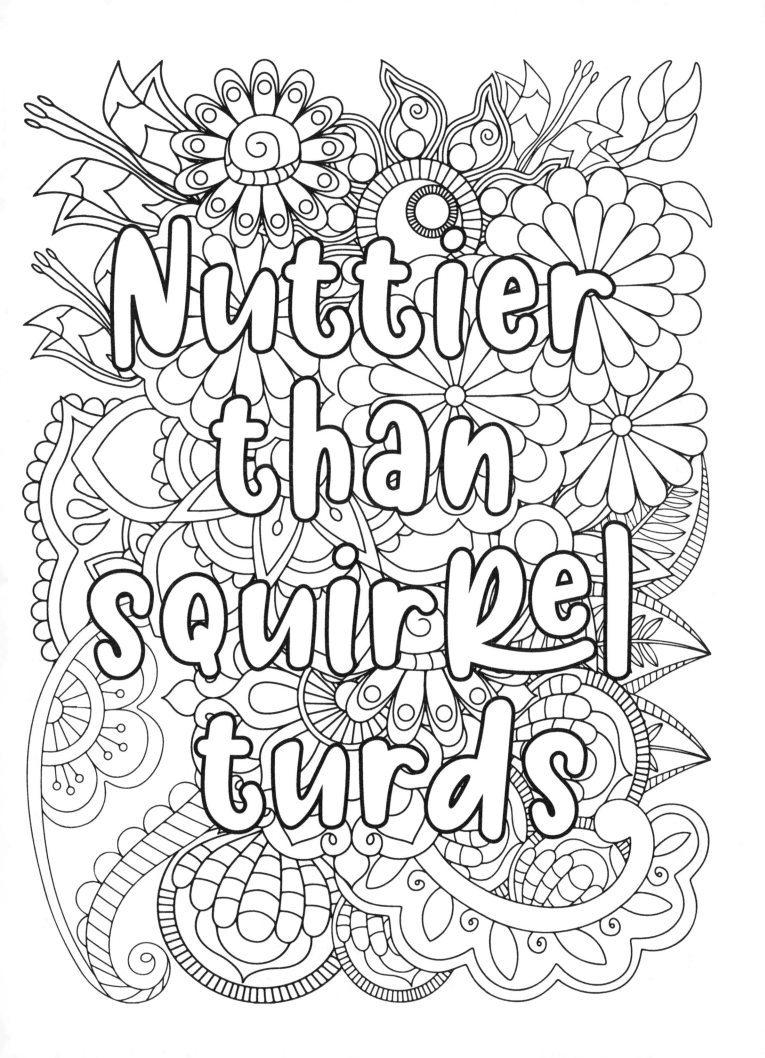

BLANK PAGE

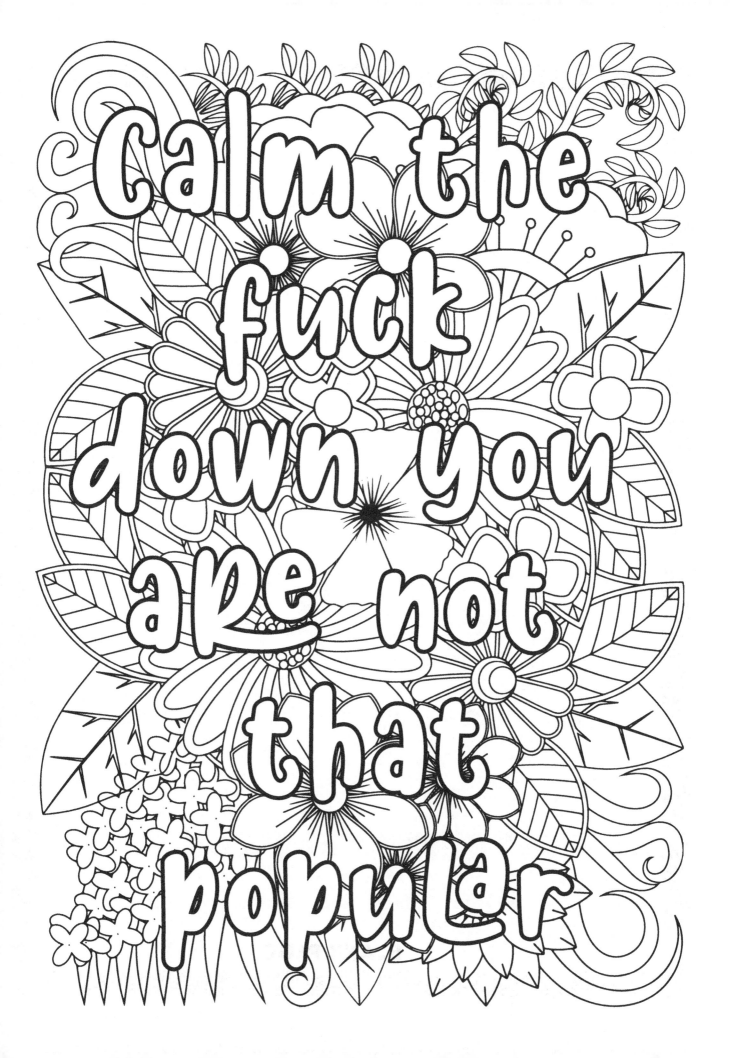

BLANK PAGE

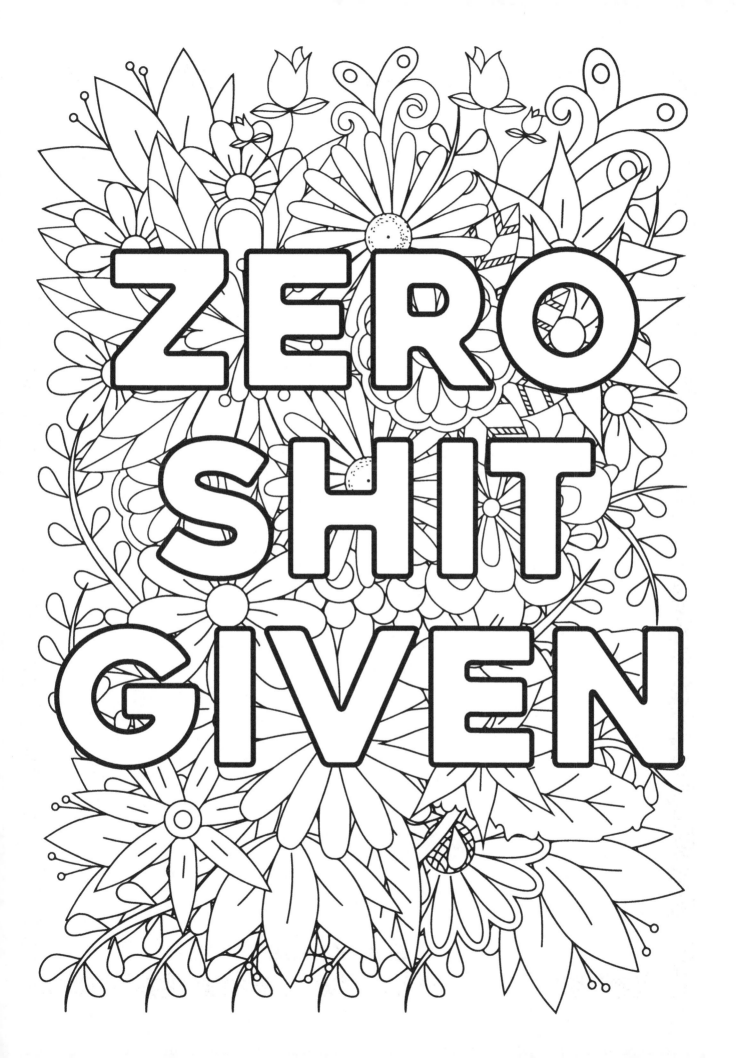

BLANK PAGE

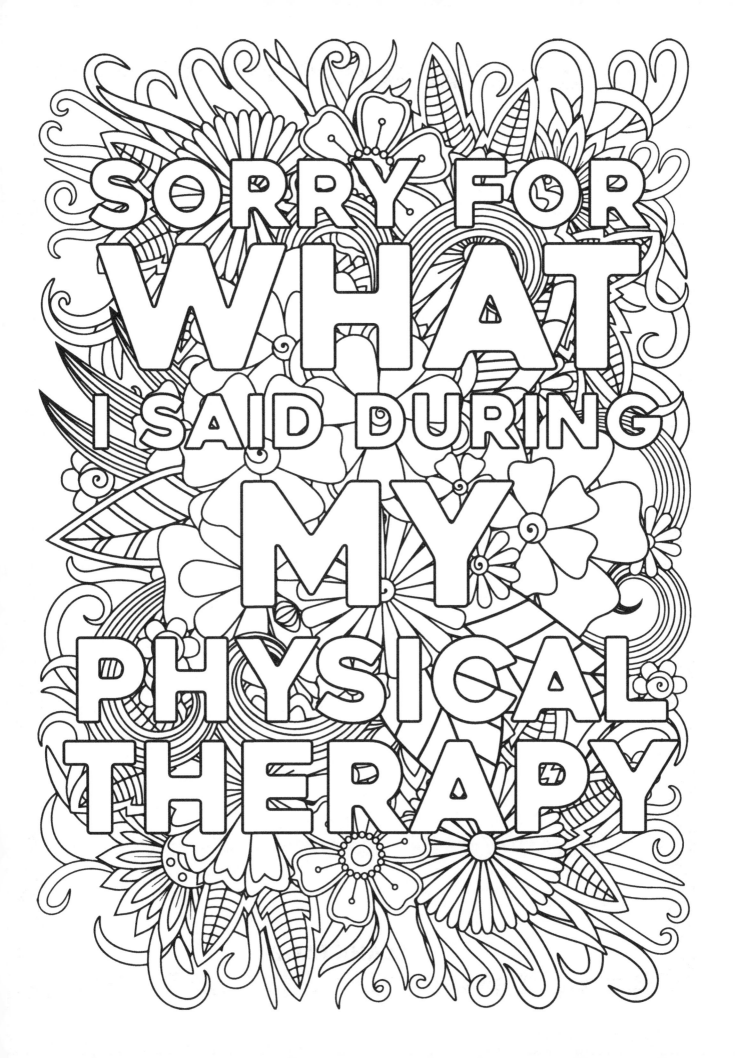

BLANK PAGE

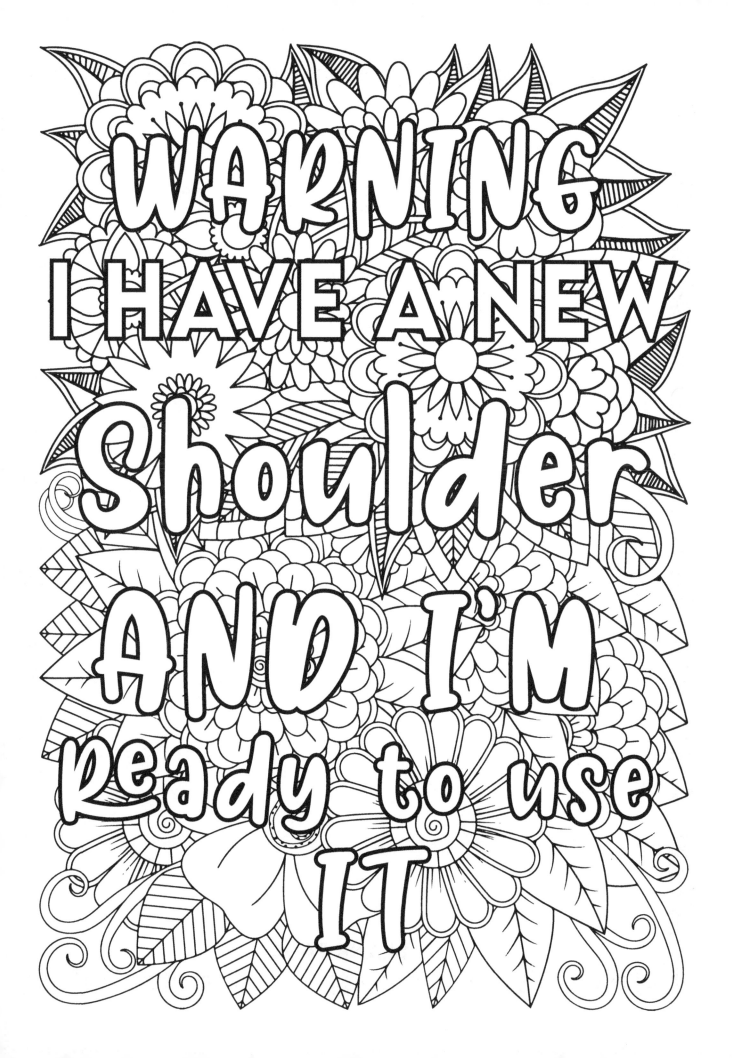

BLANK PAGE

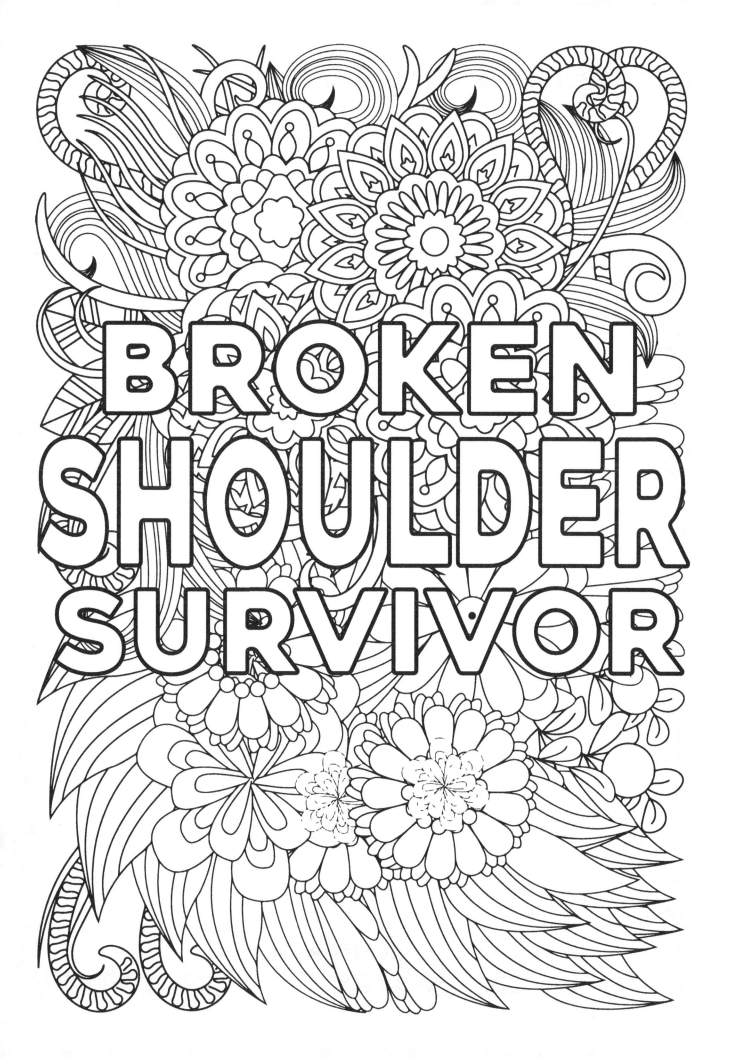

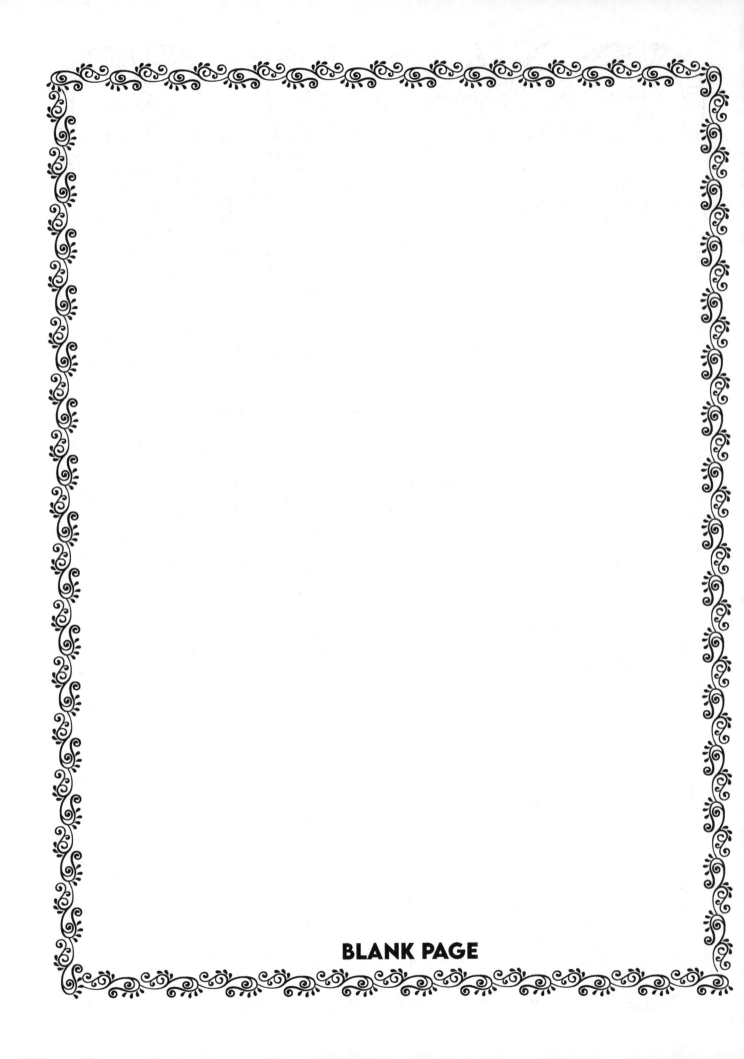

BLANK PAGE

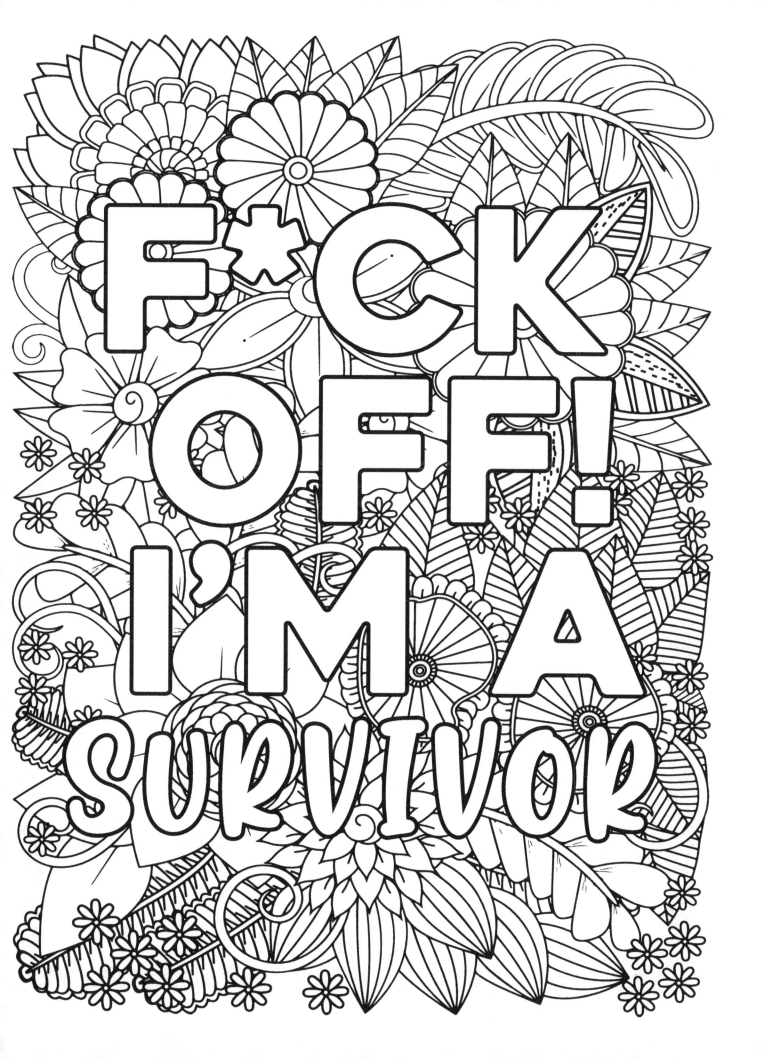

BLANK PAGE

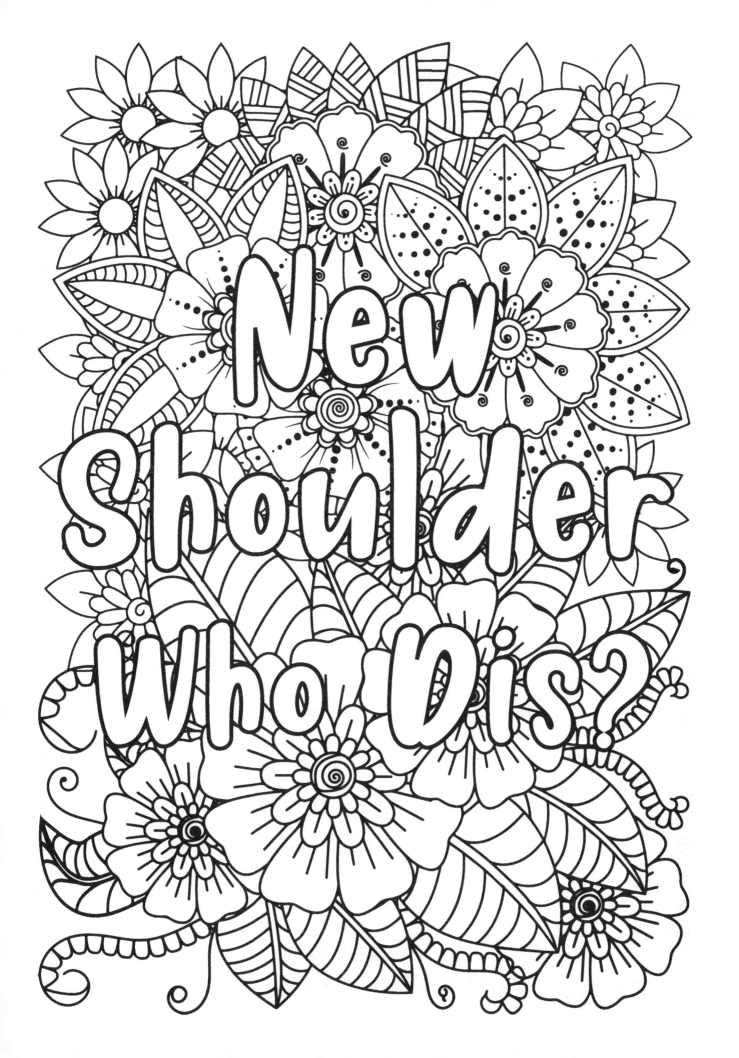

BLANK PAGE

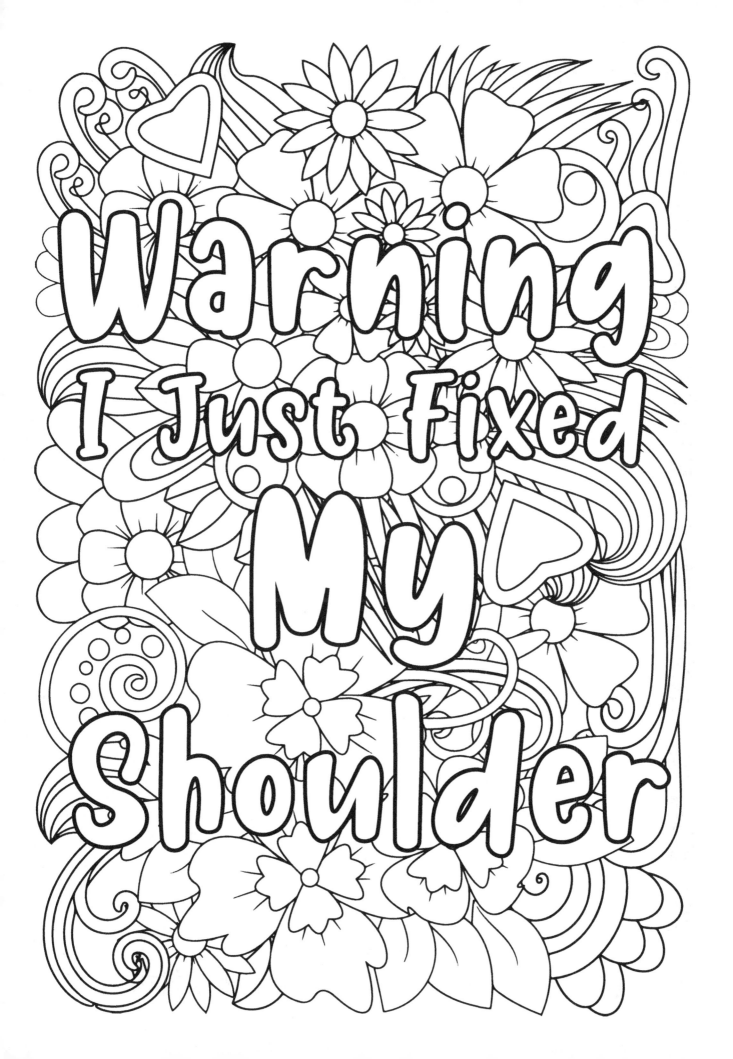

BLANK PAGE

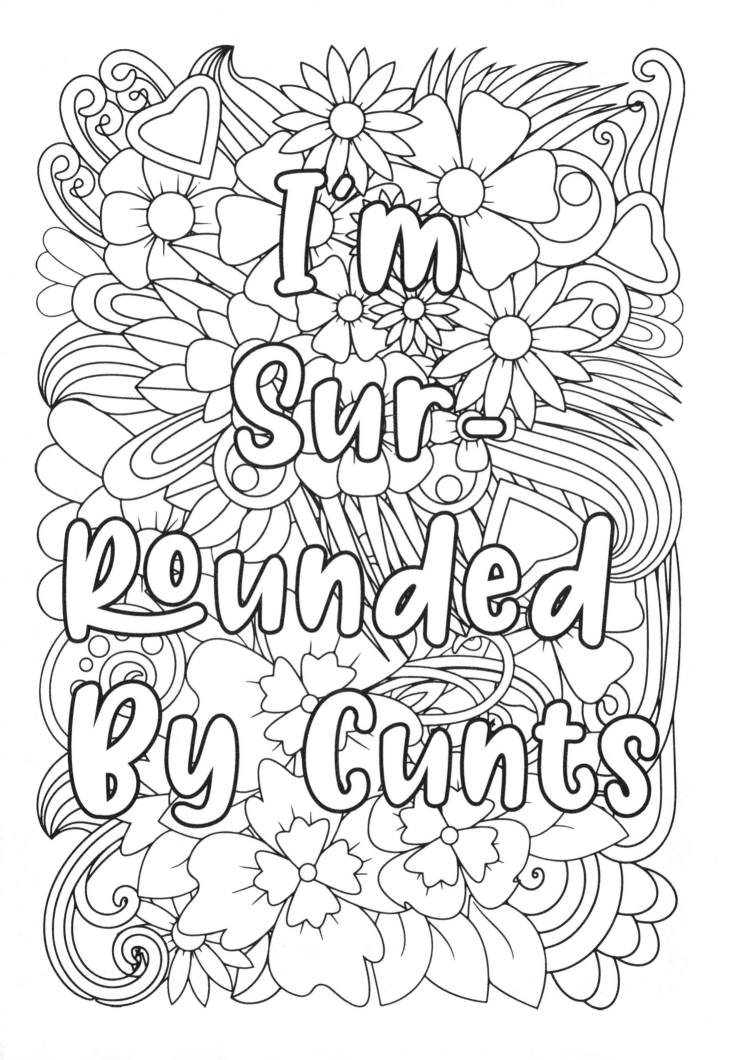

BLANK PAGE

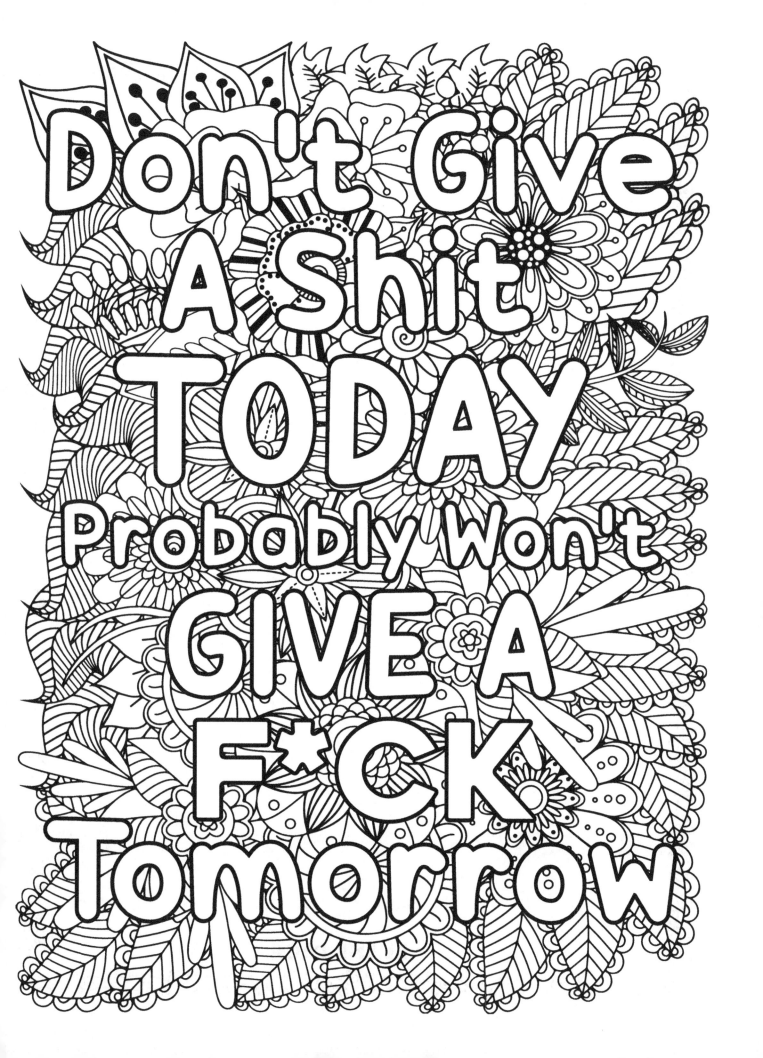

BLANK PAGE

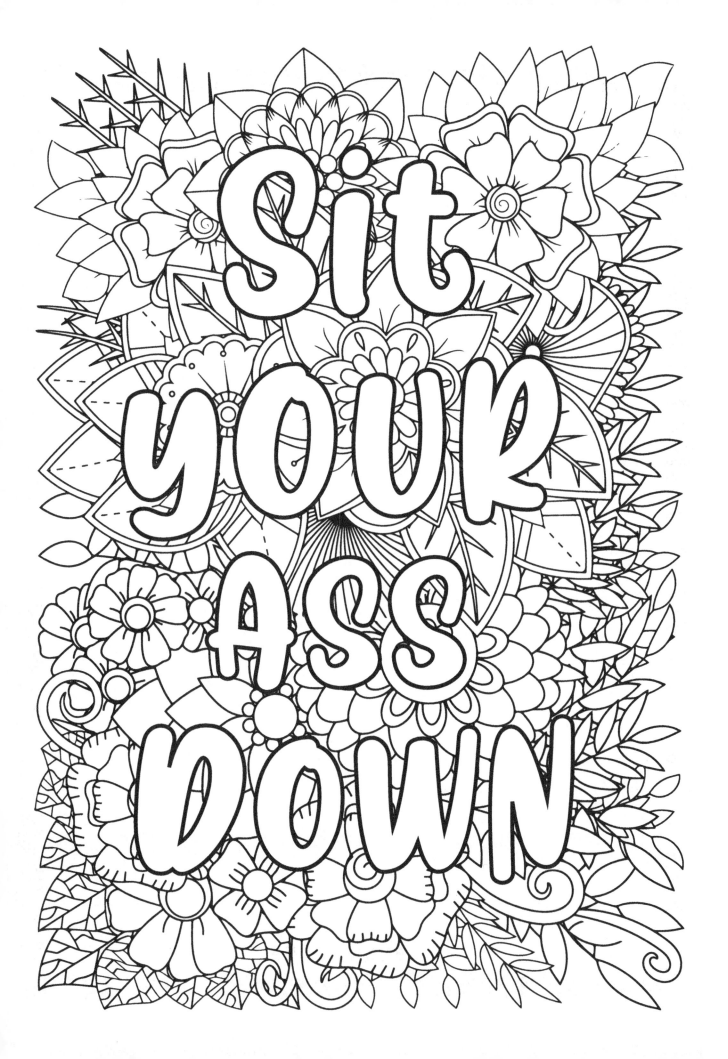

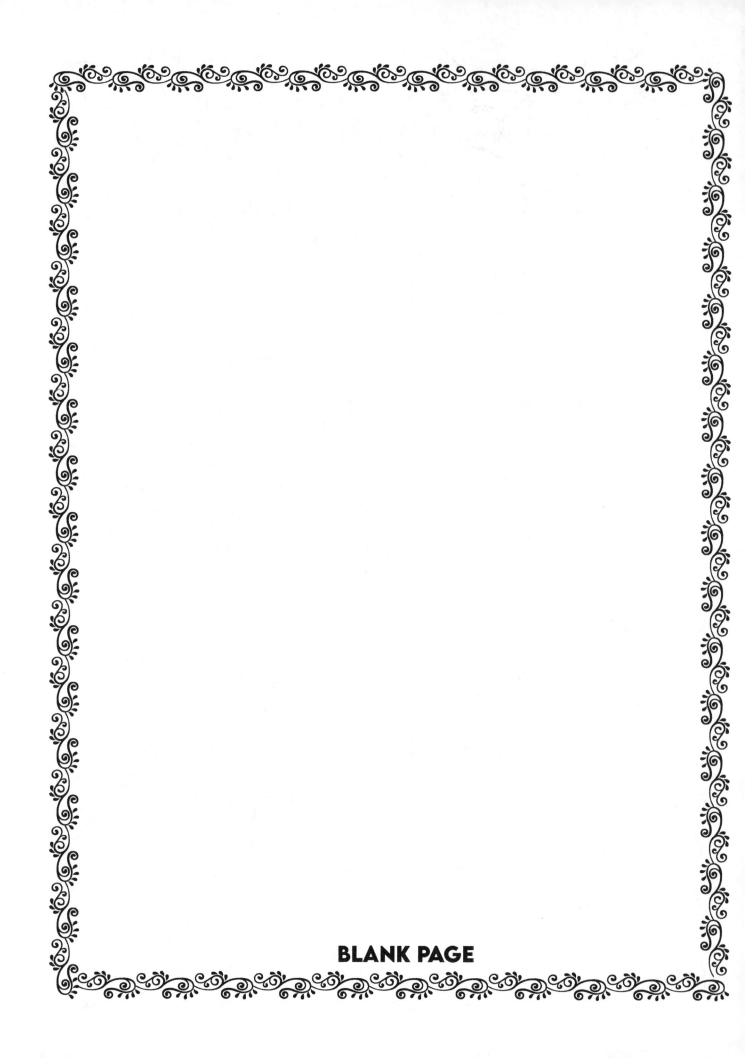

BLANK PAGE

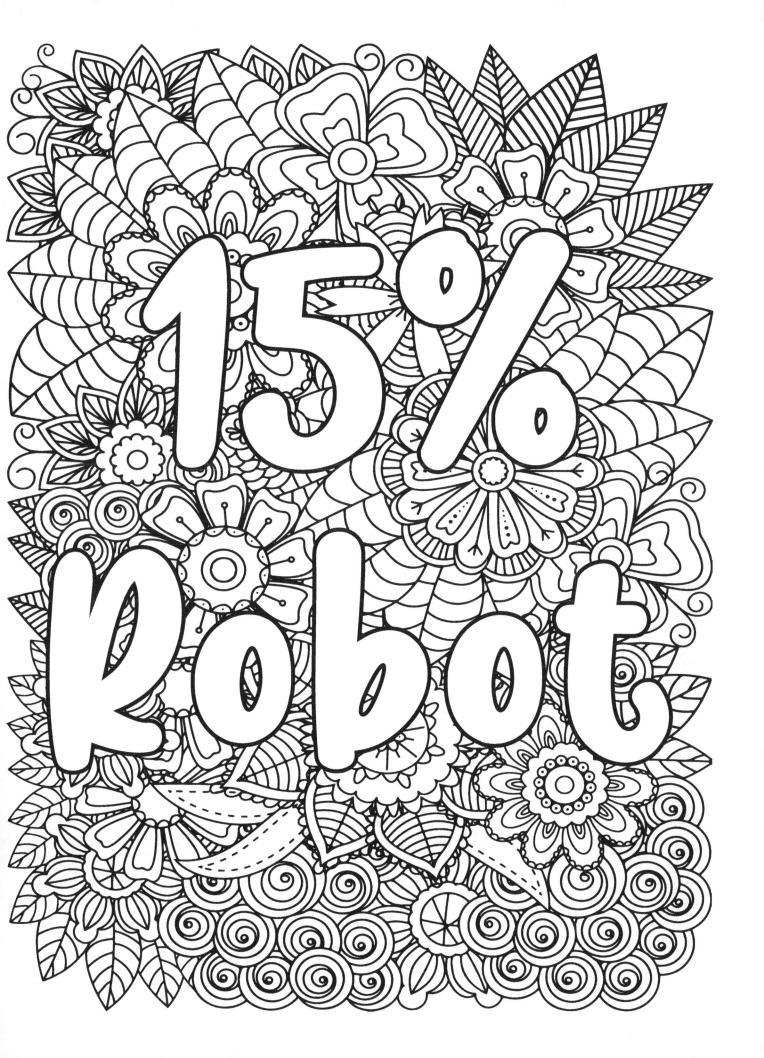

BLANK PAGE

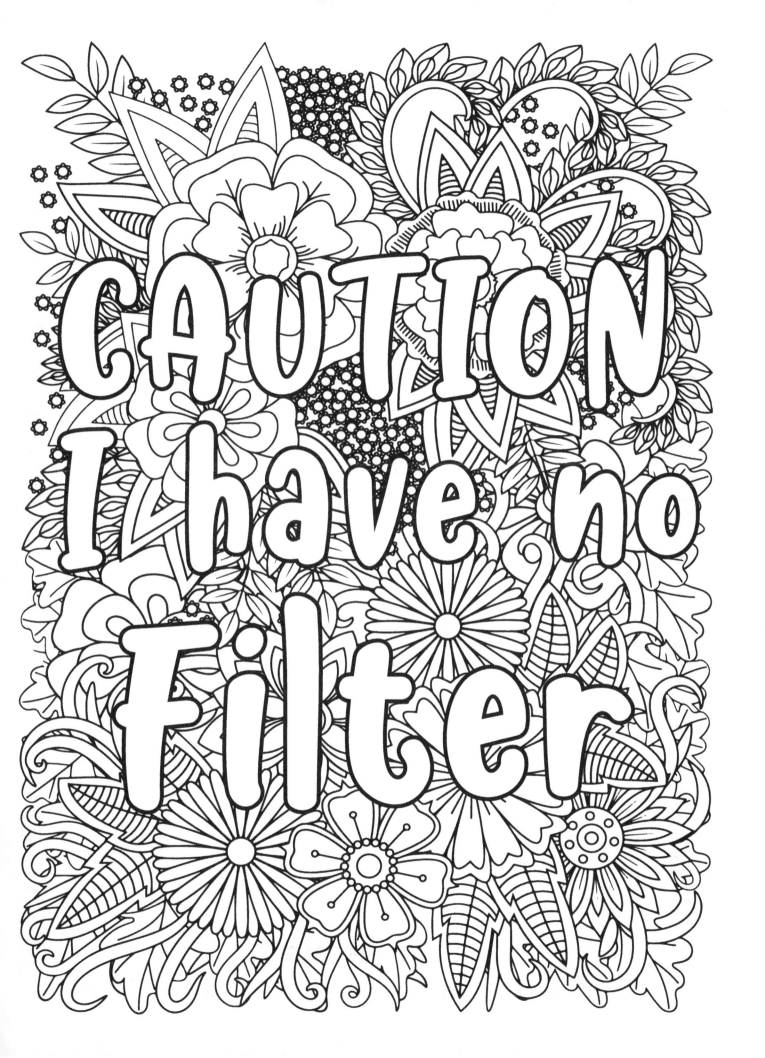

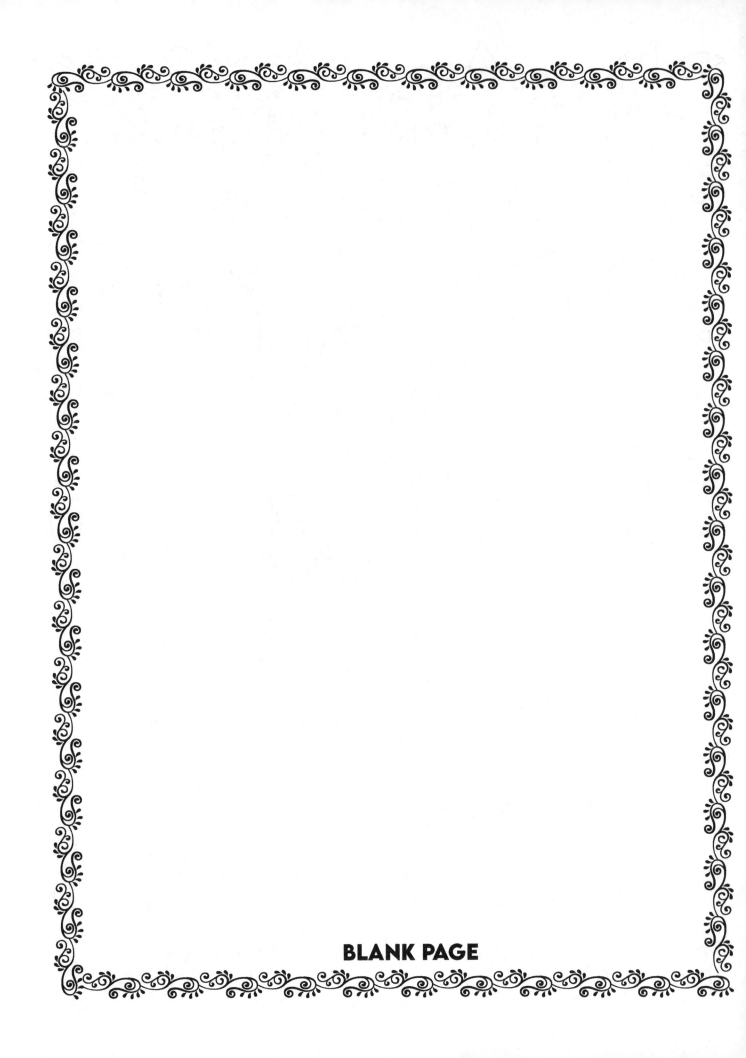

BLANK PAGE

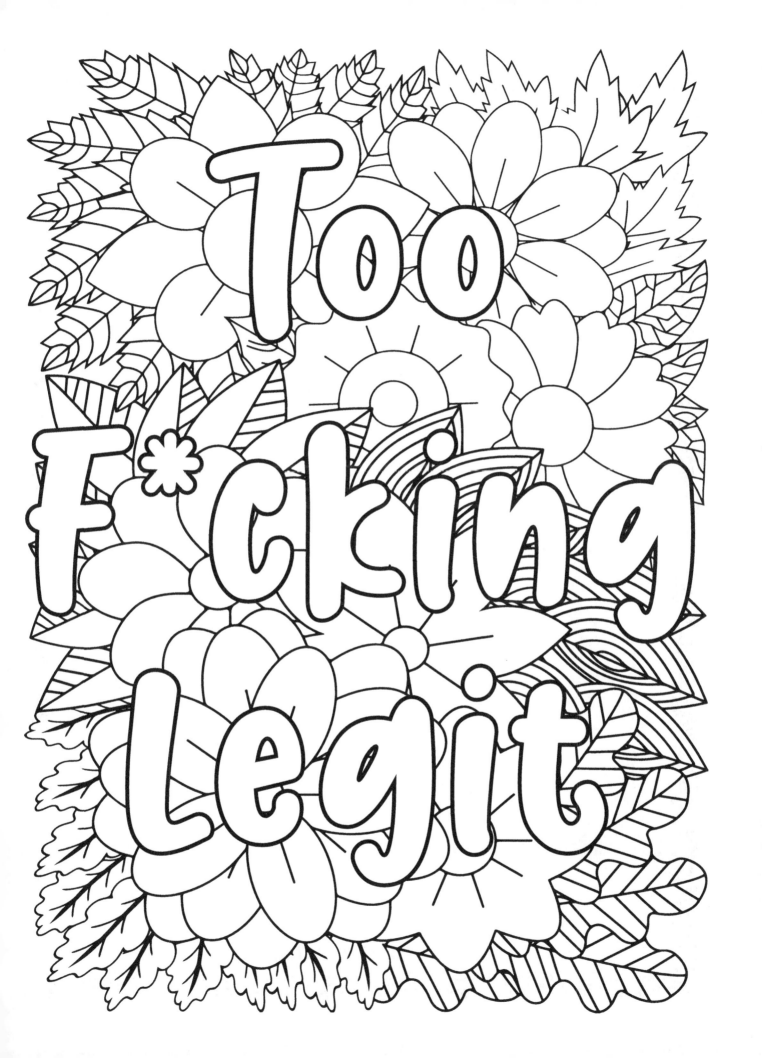

BLANK PAGE

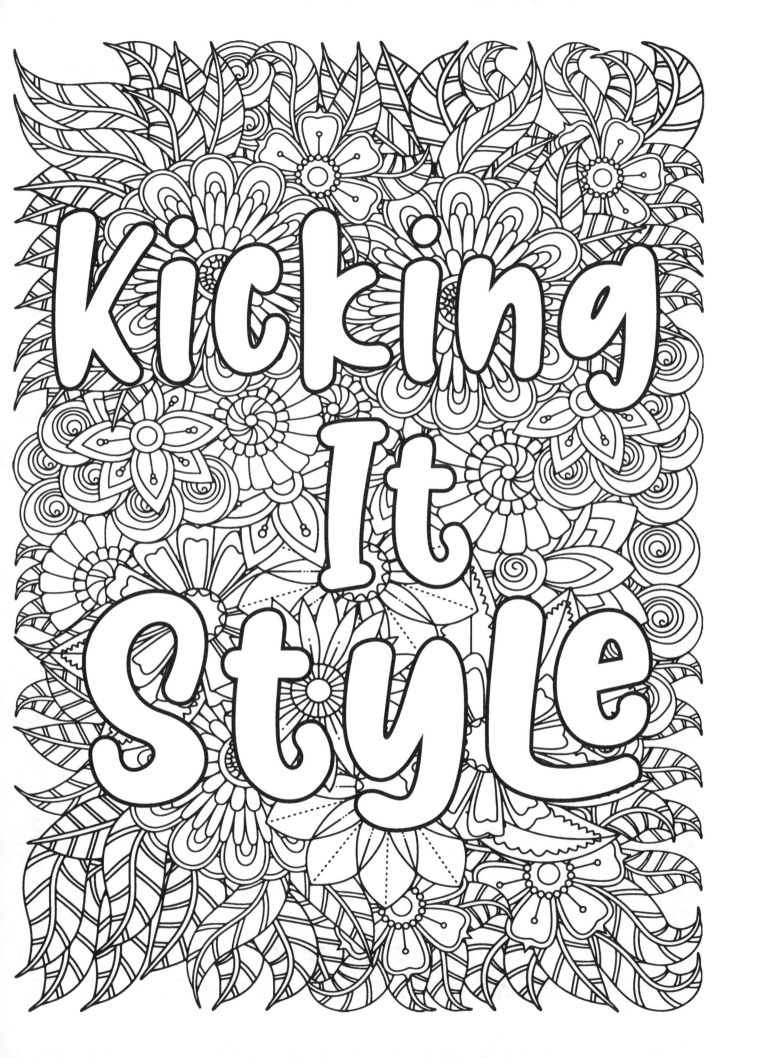

BLANK PAGE

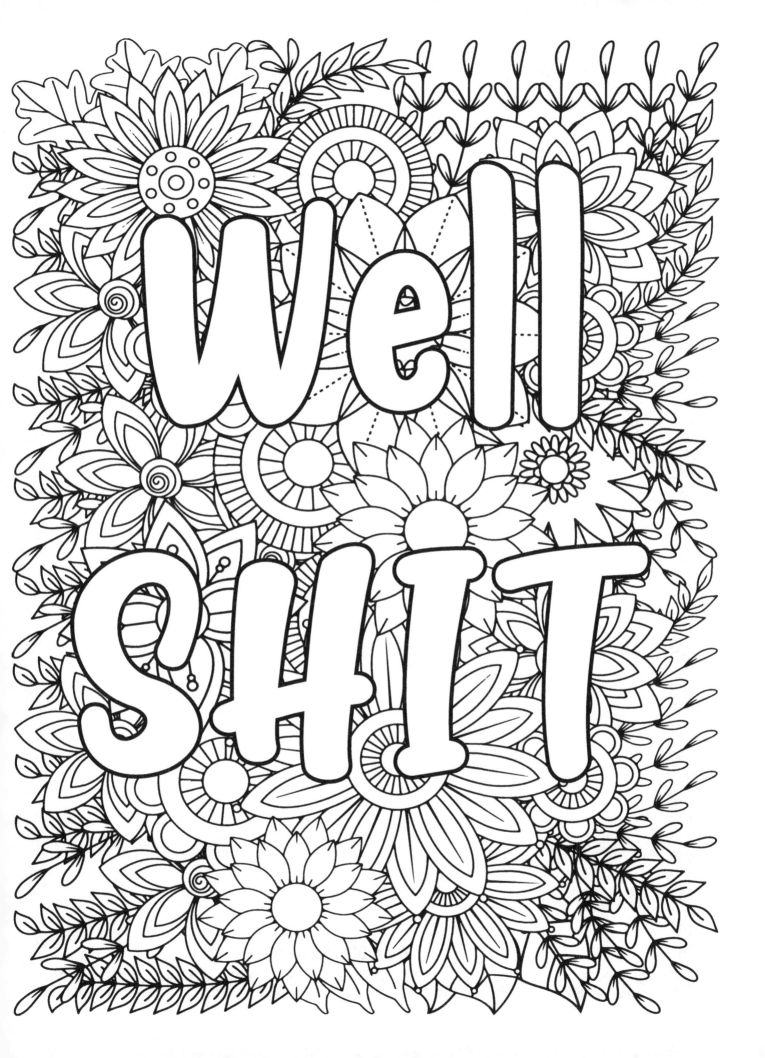

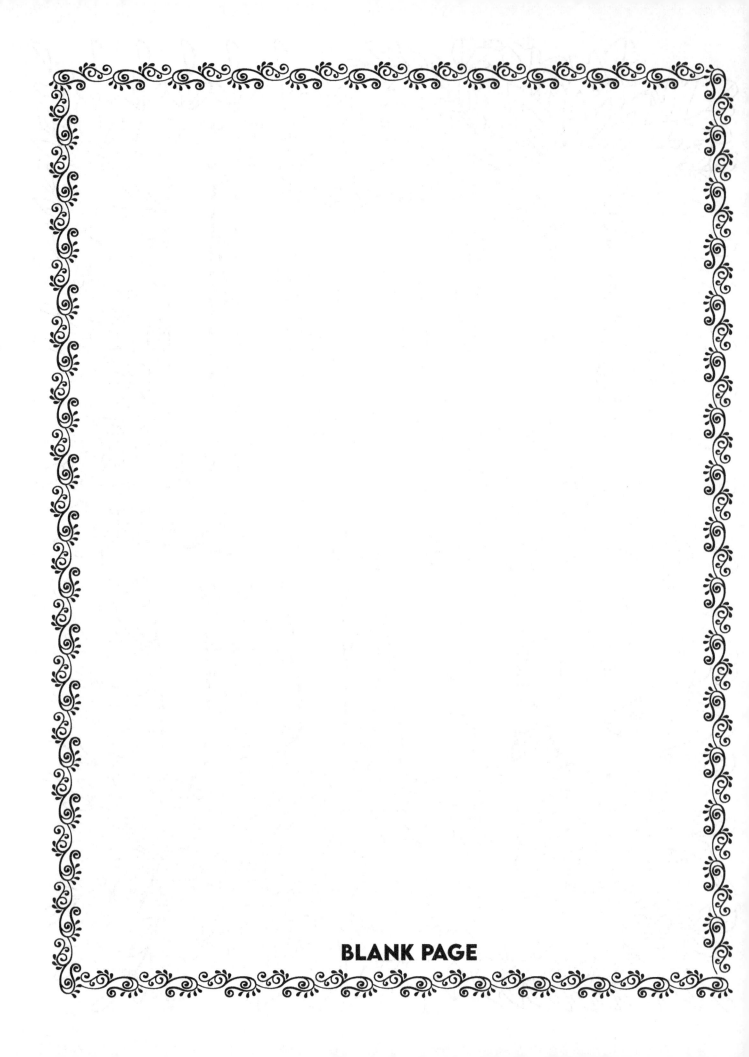

BLANK PAGE

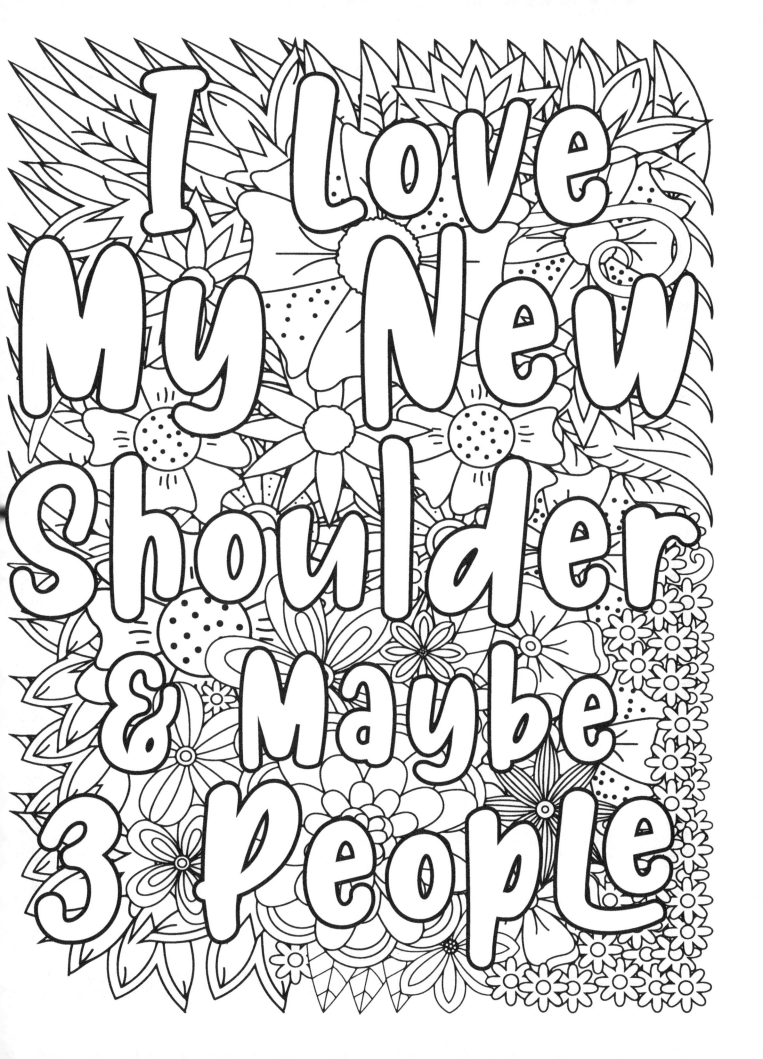

BLANK PAGE

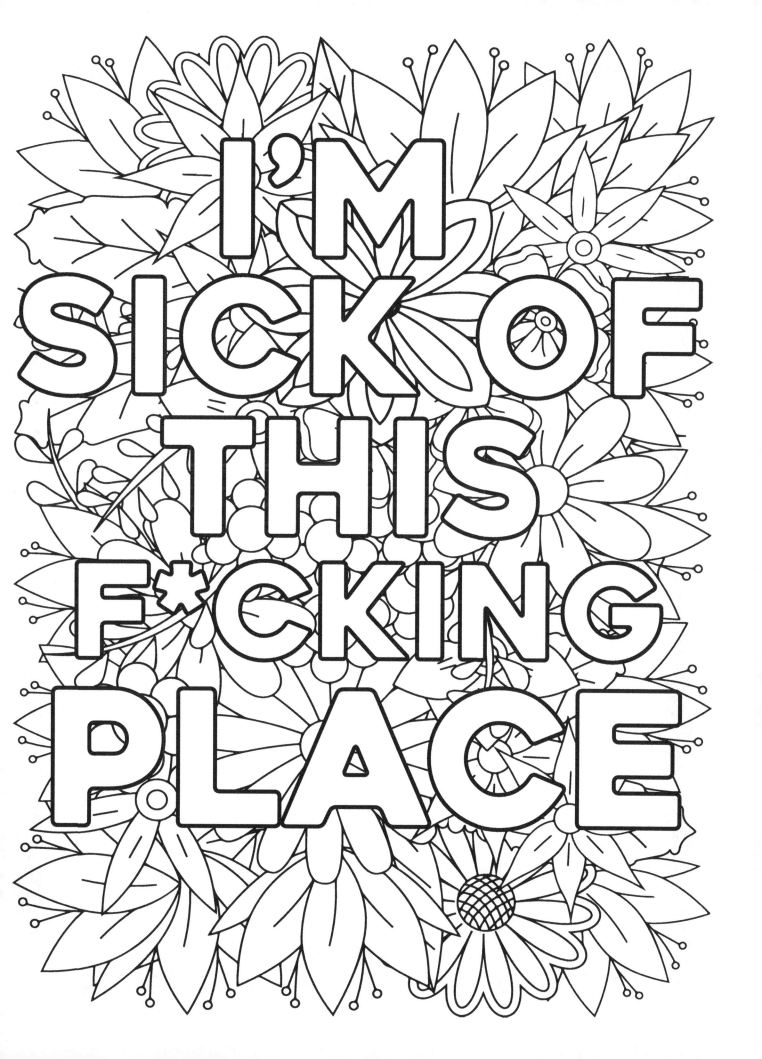

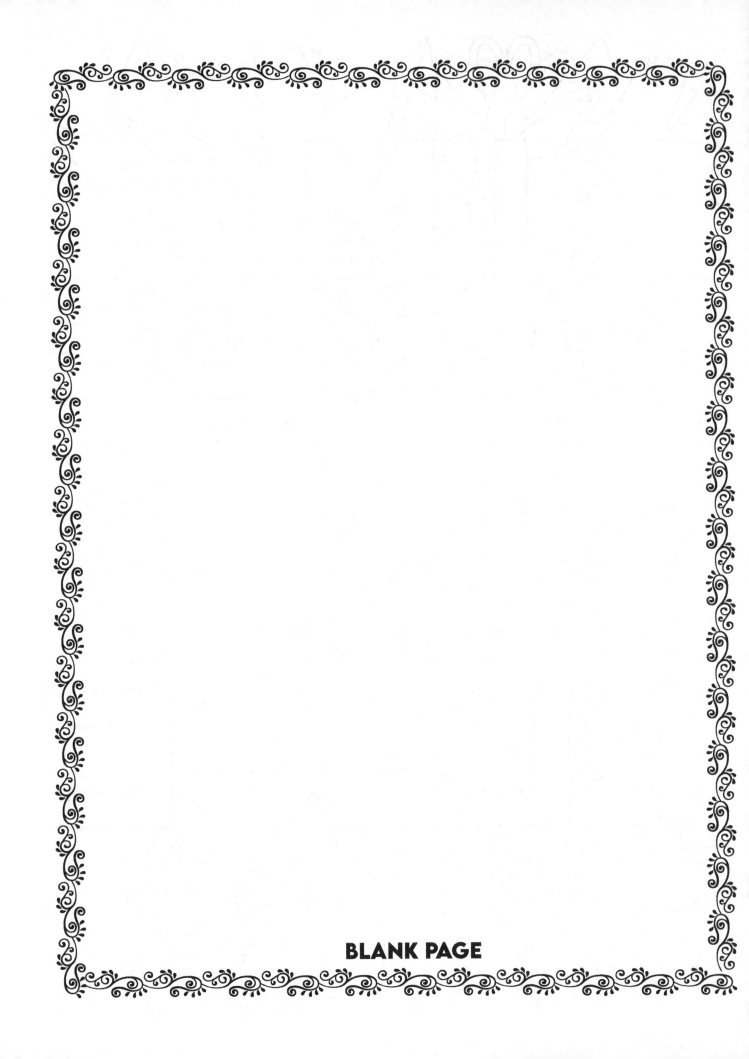

BLANK PAGE

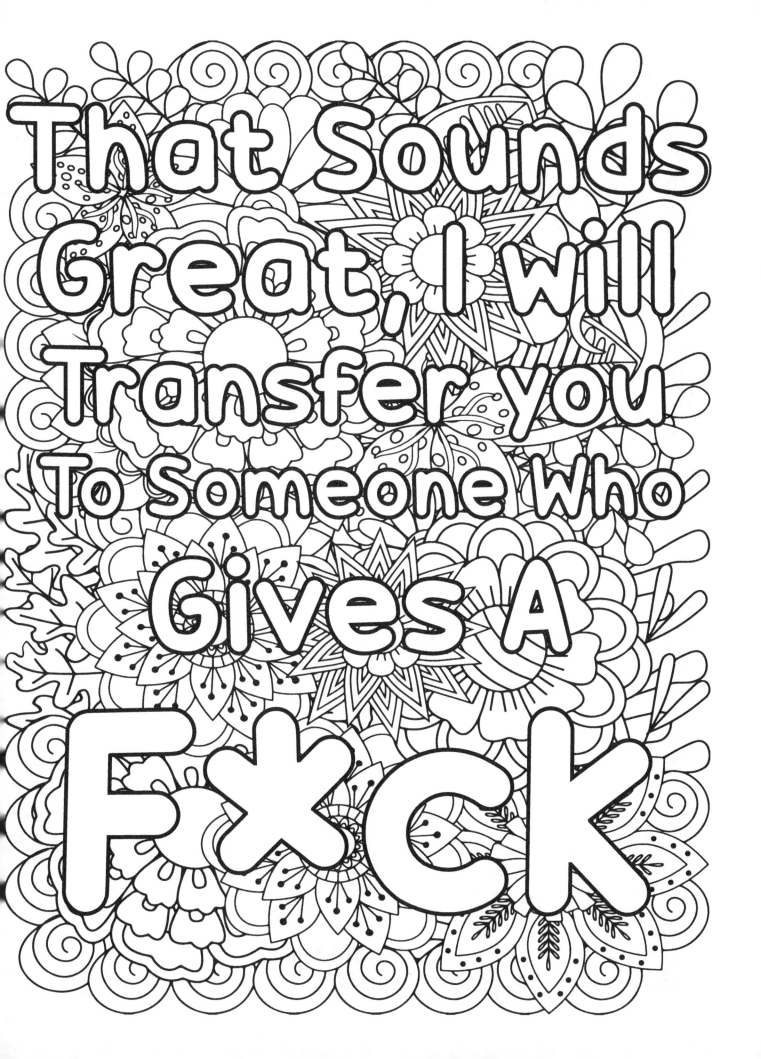

BLANK PAGE

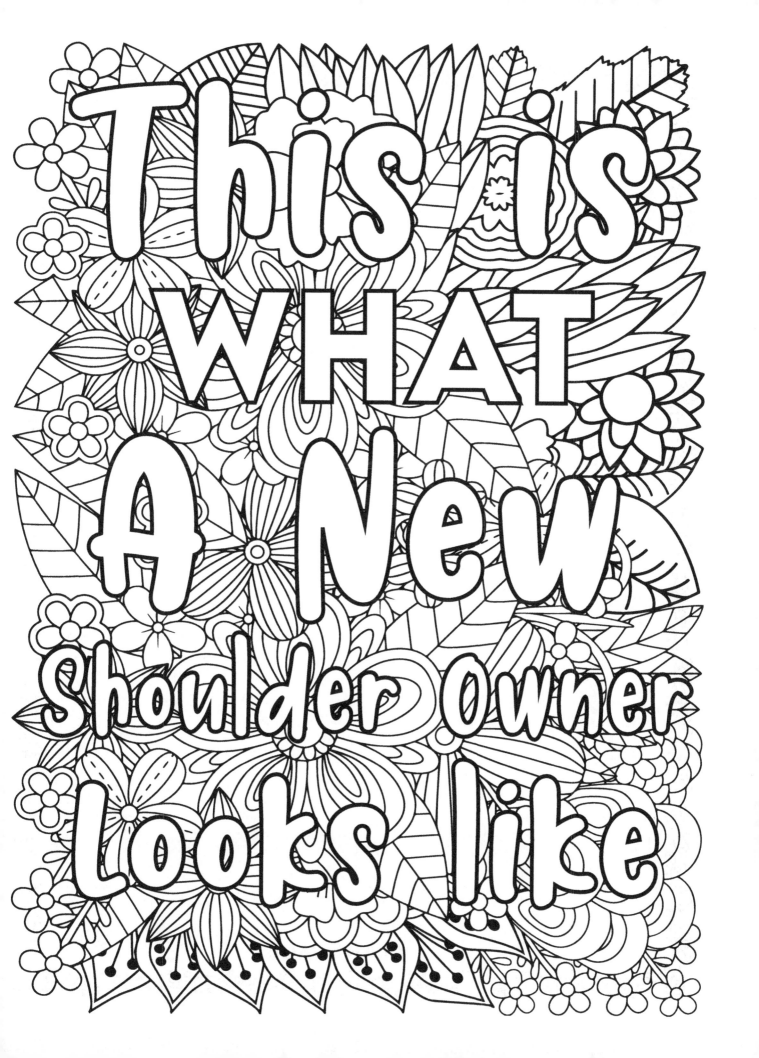

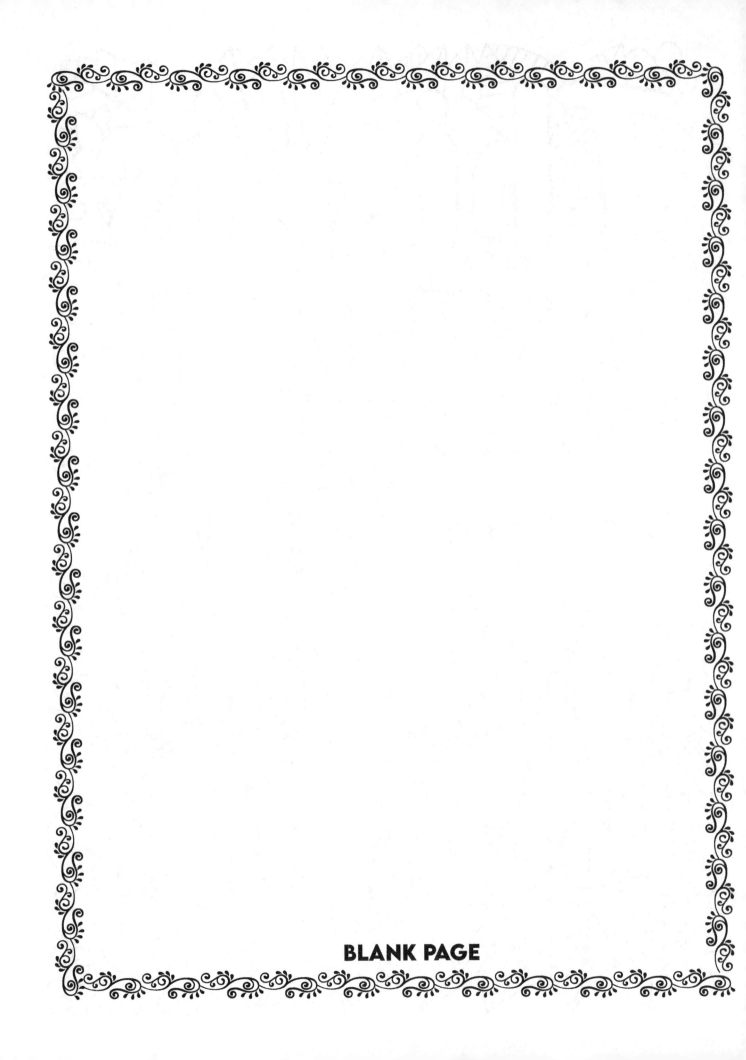

BLANK PAGE

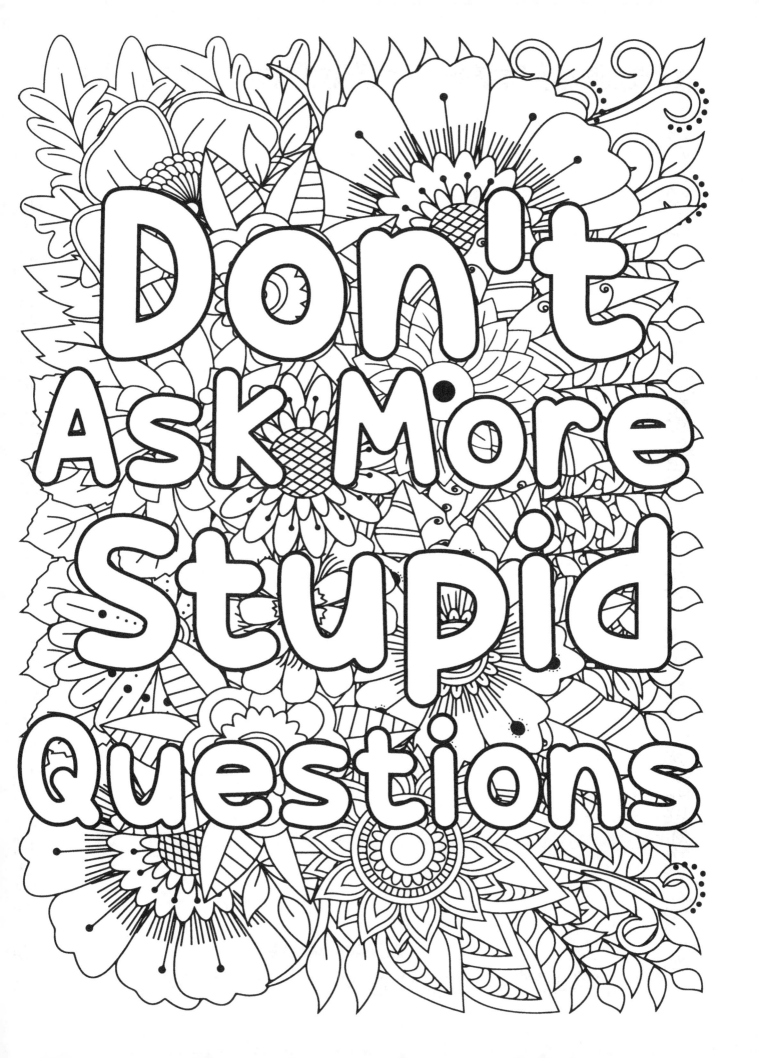

BLANK PAGE

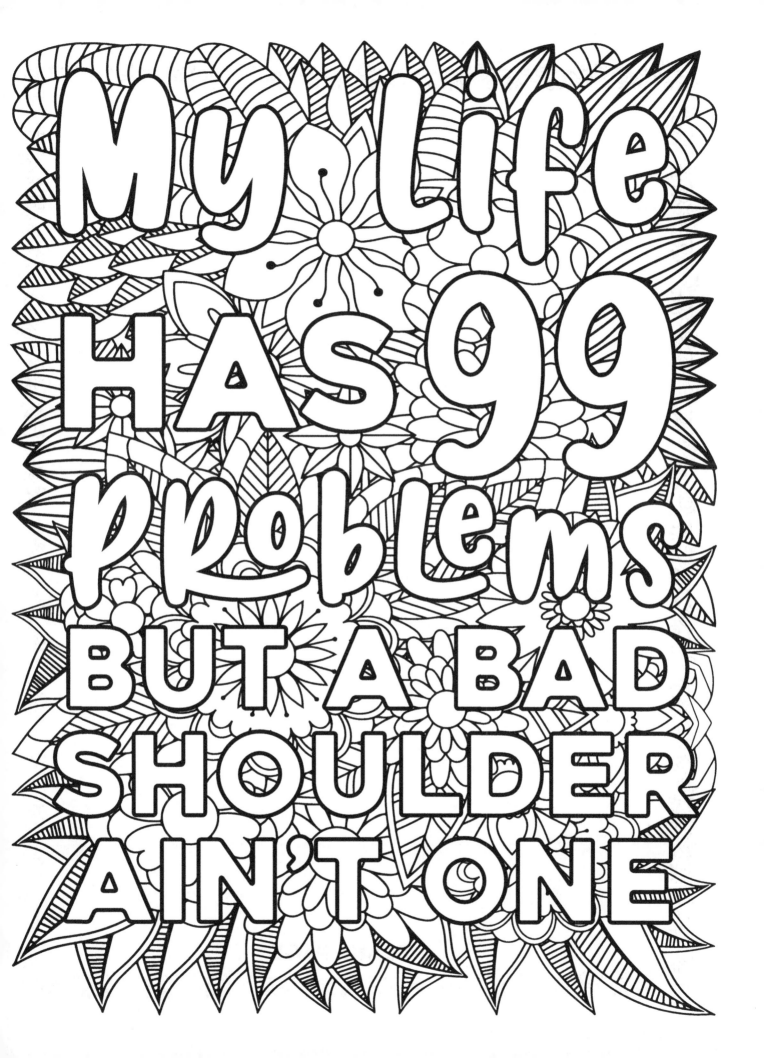

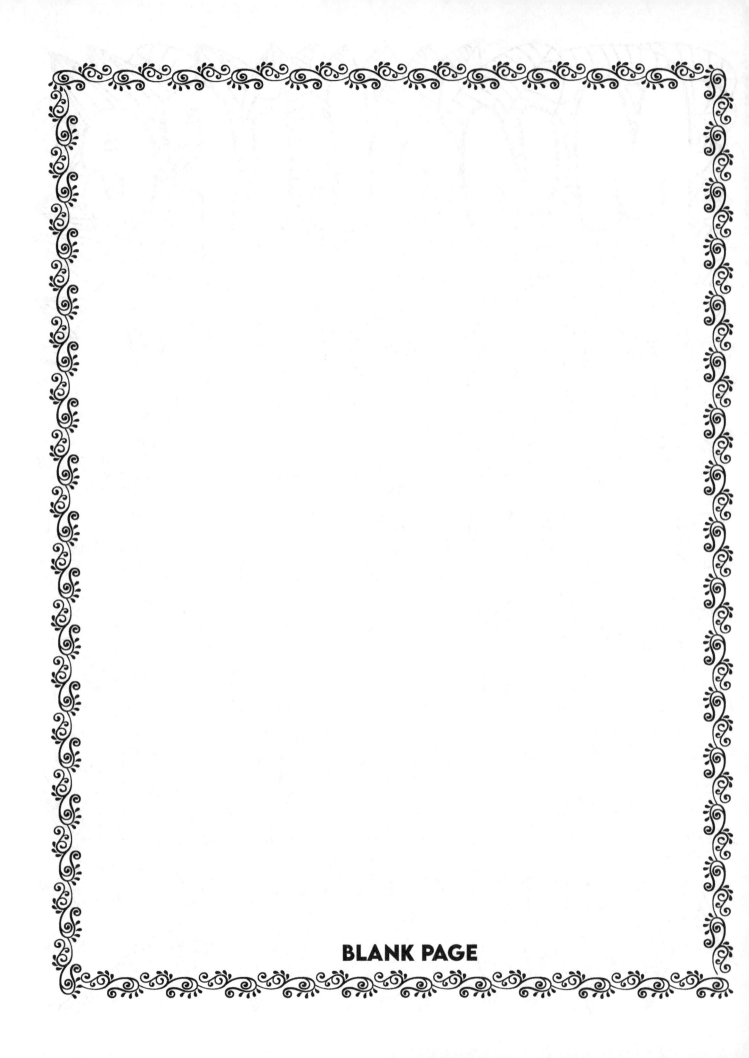

BLANK PAGE

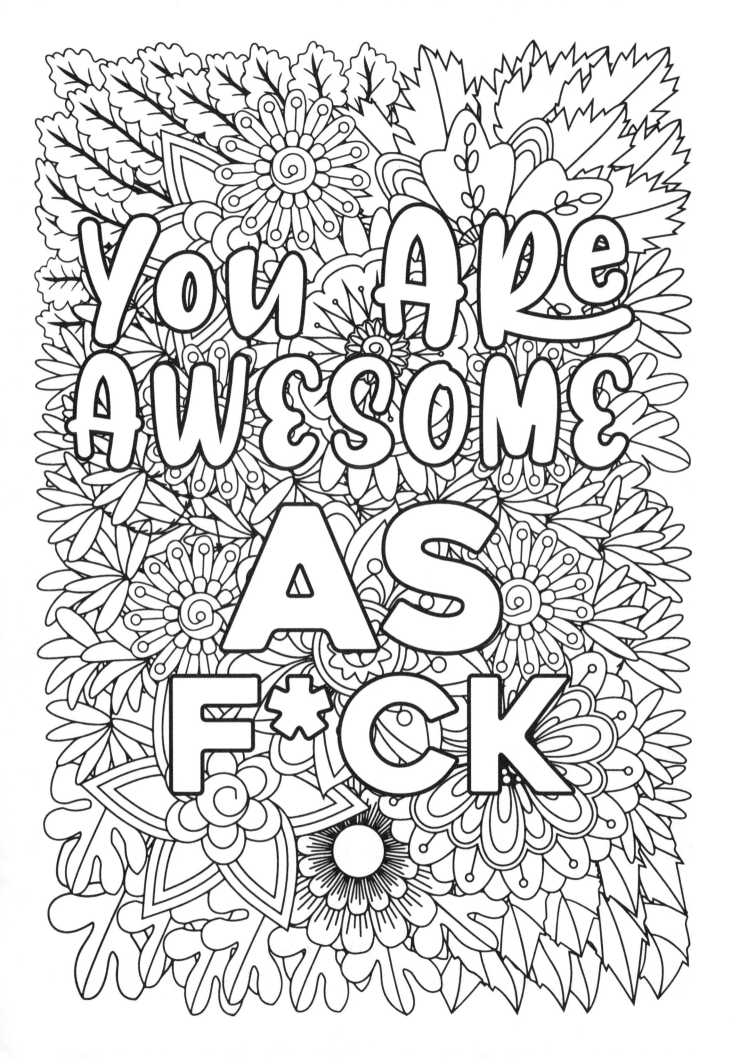

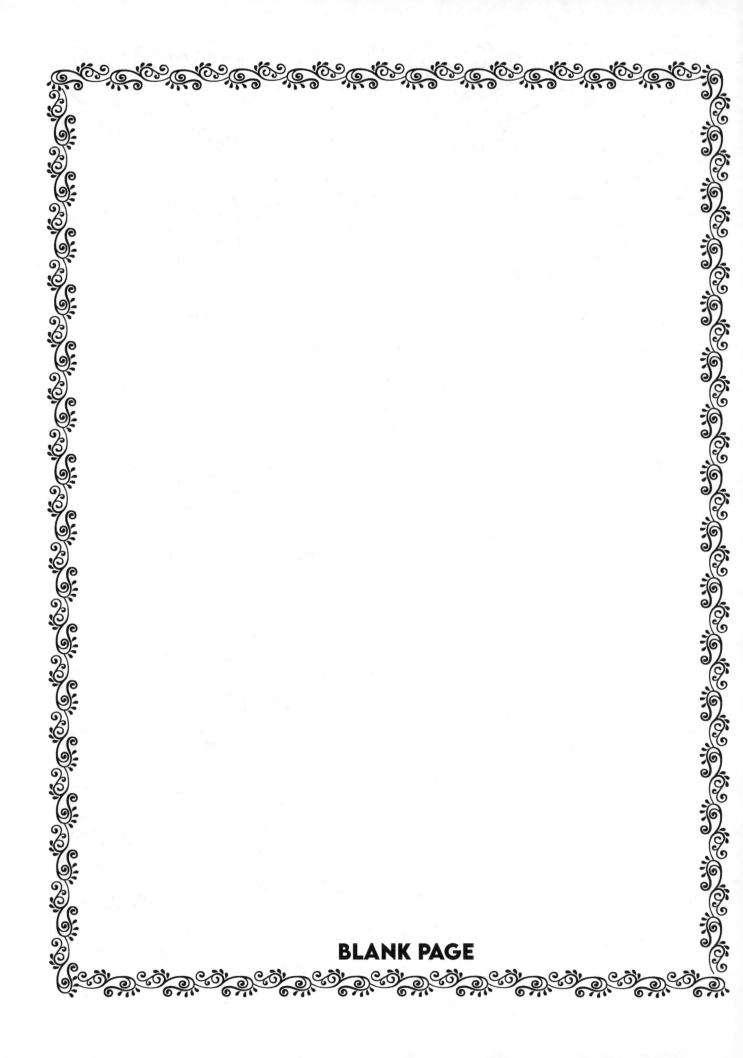

BLANK PAGE

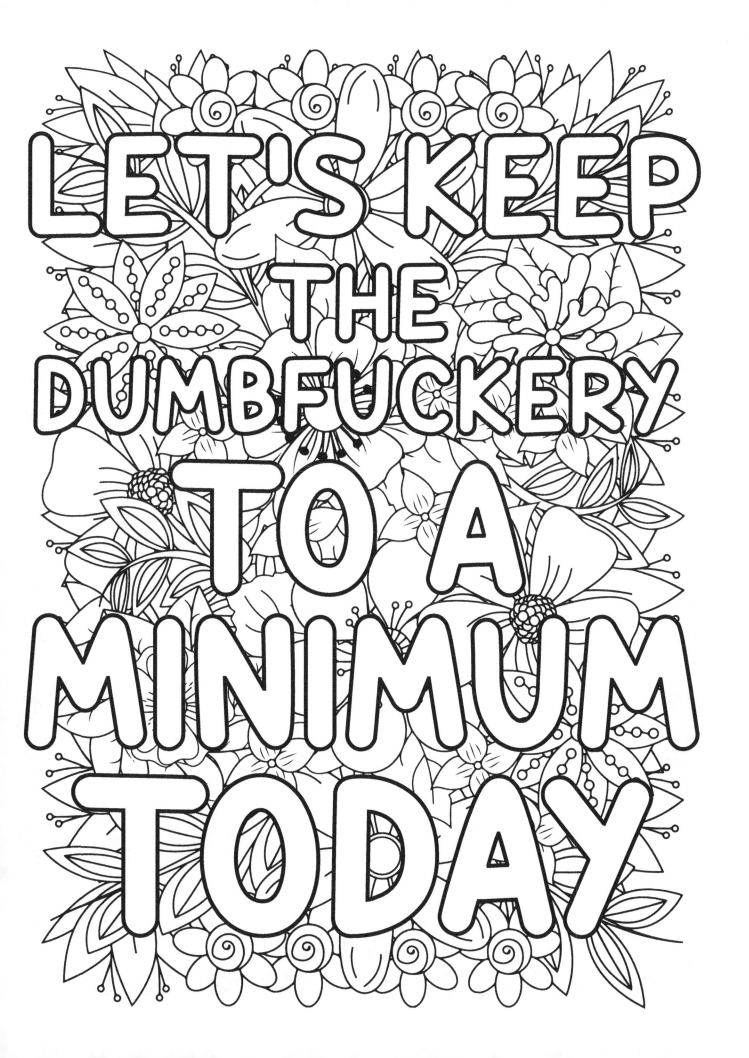

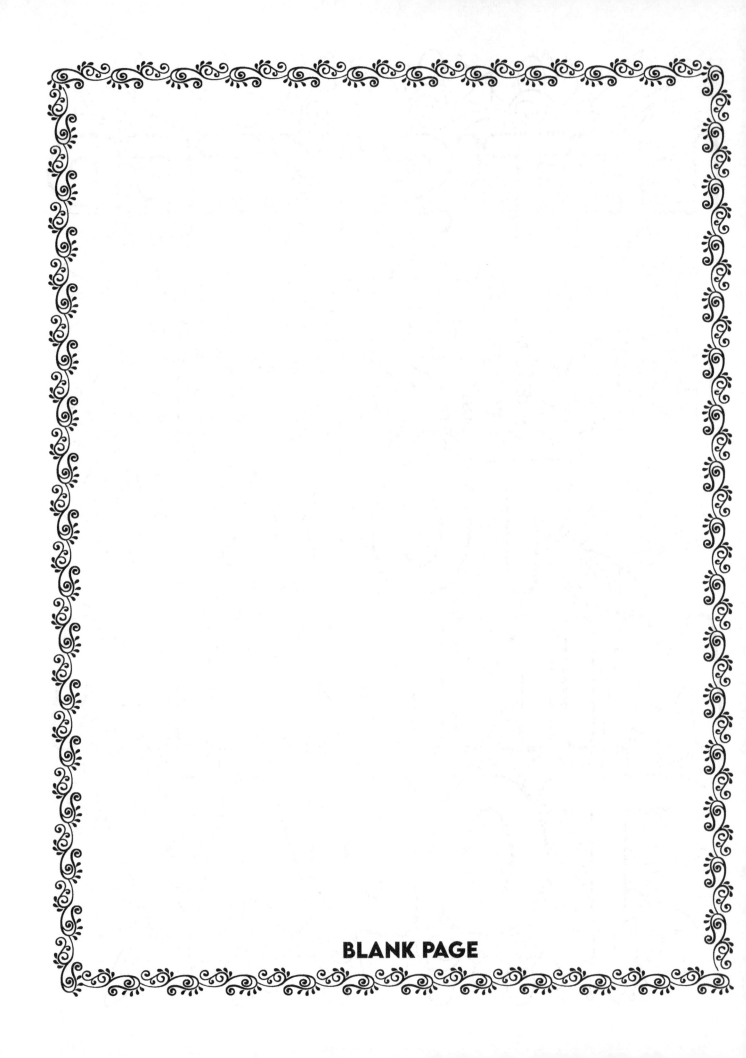

BLANK PAGE

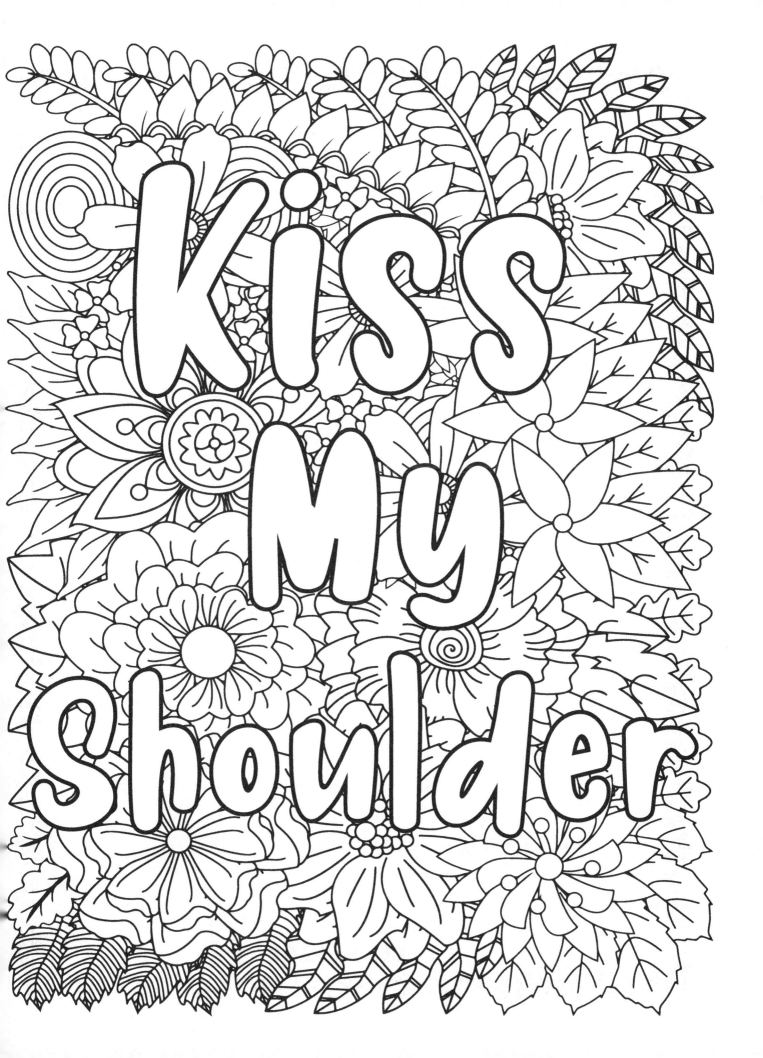

BLANK PAGE

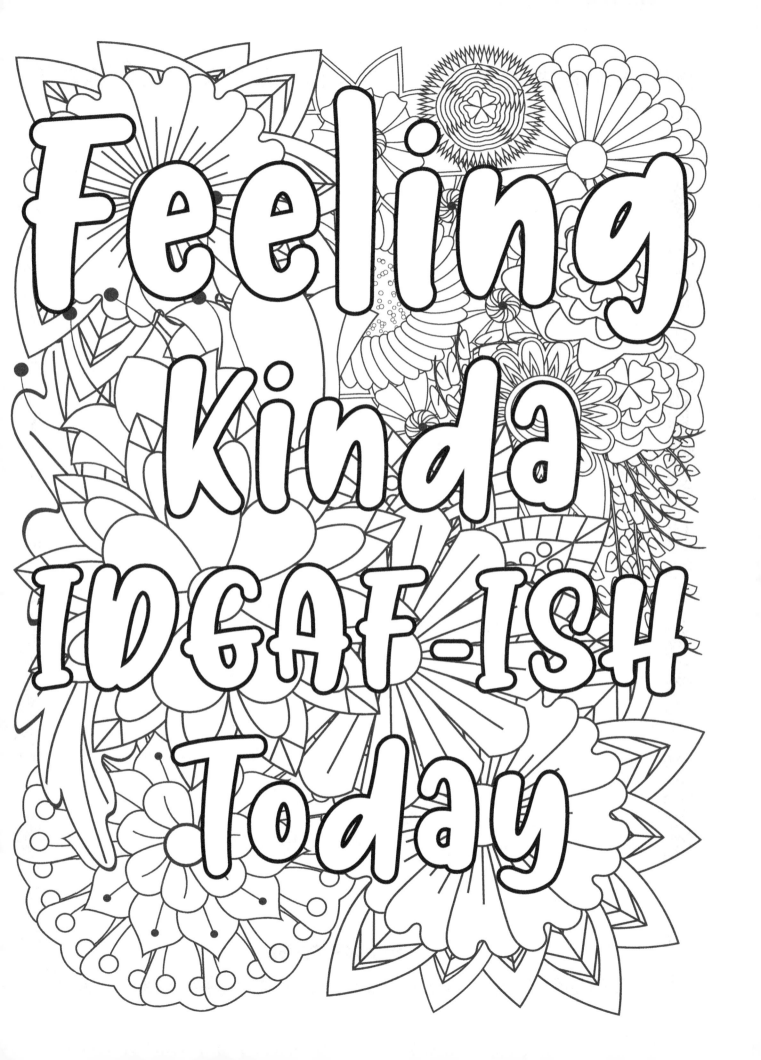

BLANK PAGE

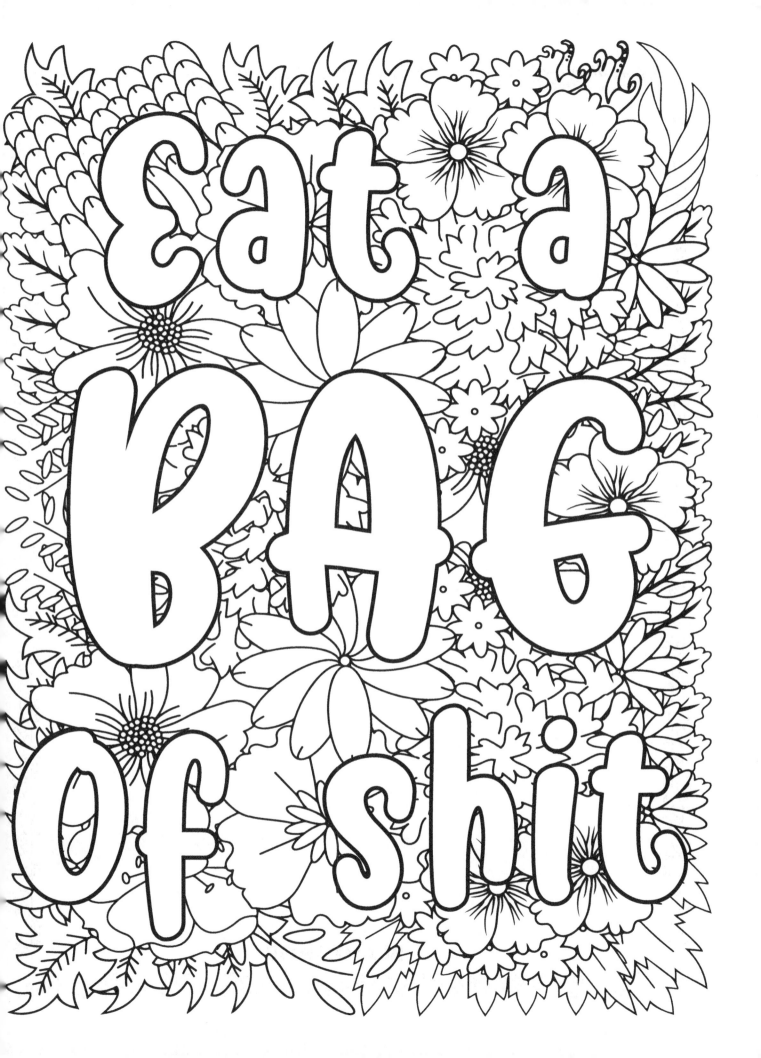

BLANK PAGE

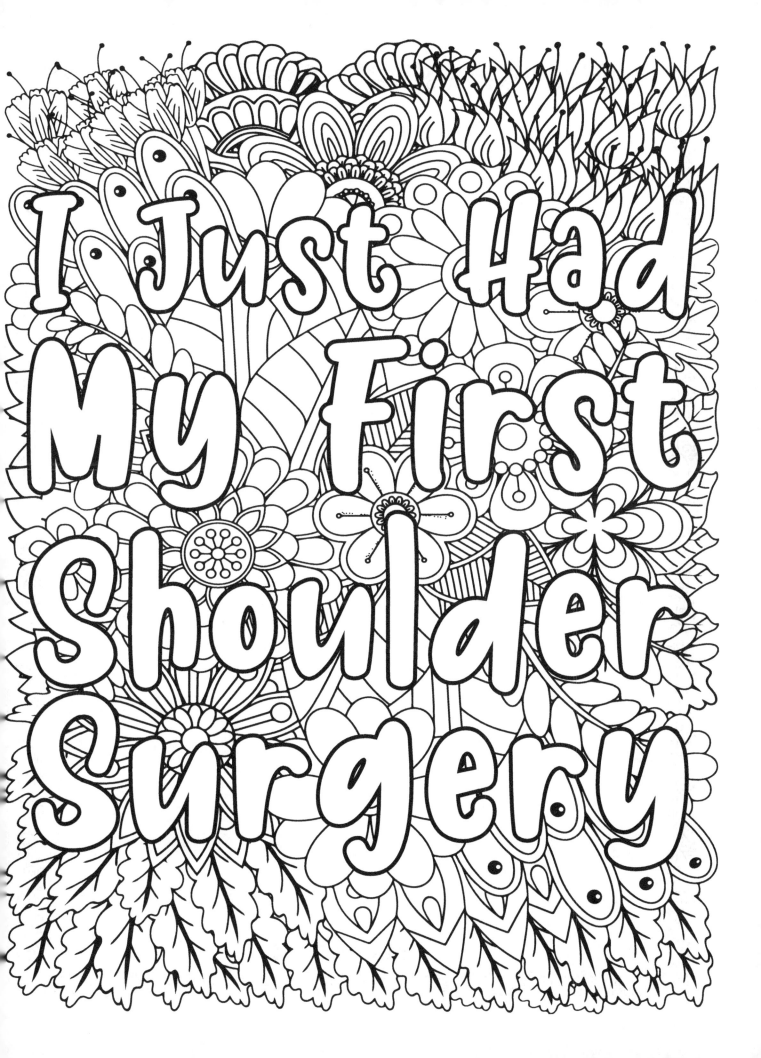

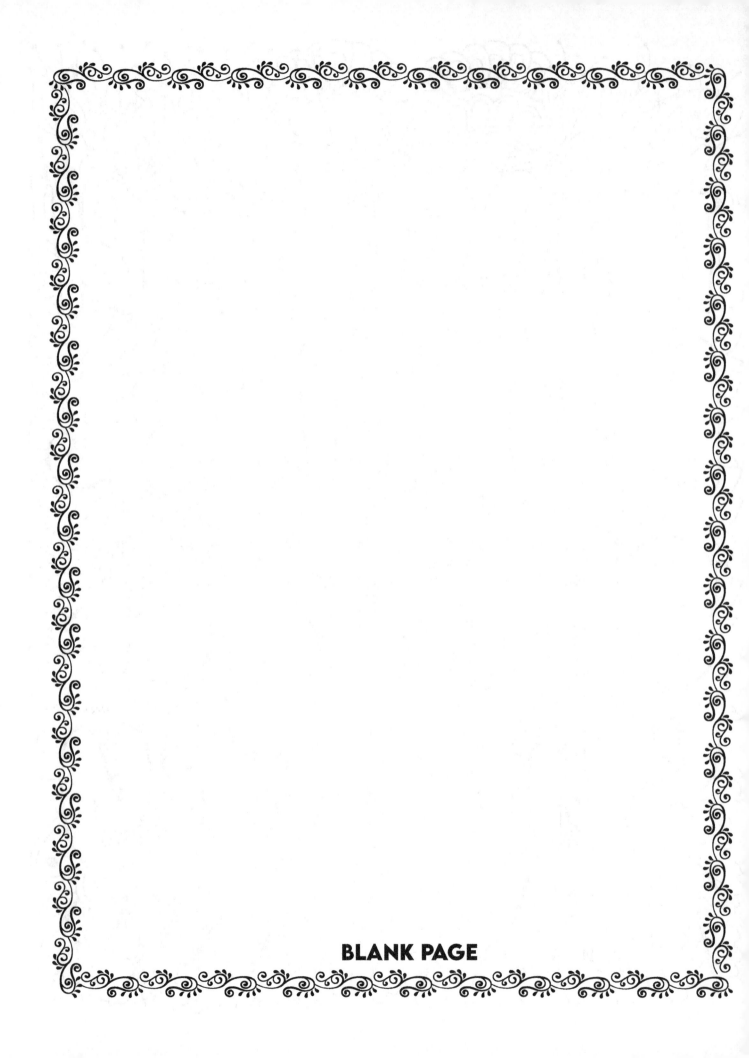

BLANK PAGE

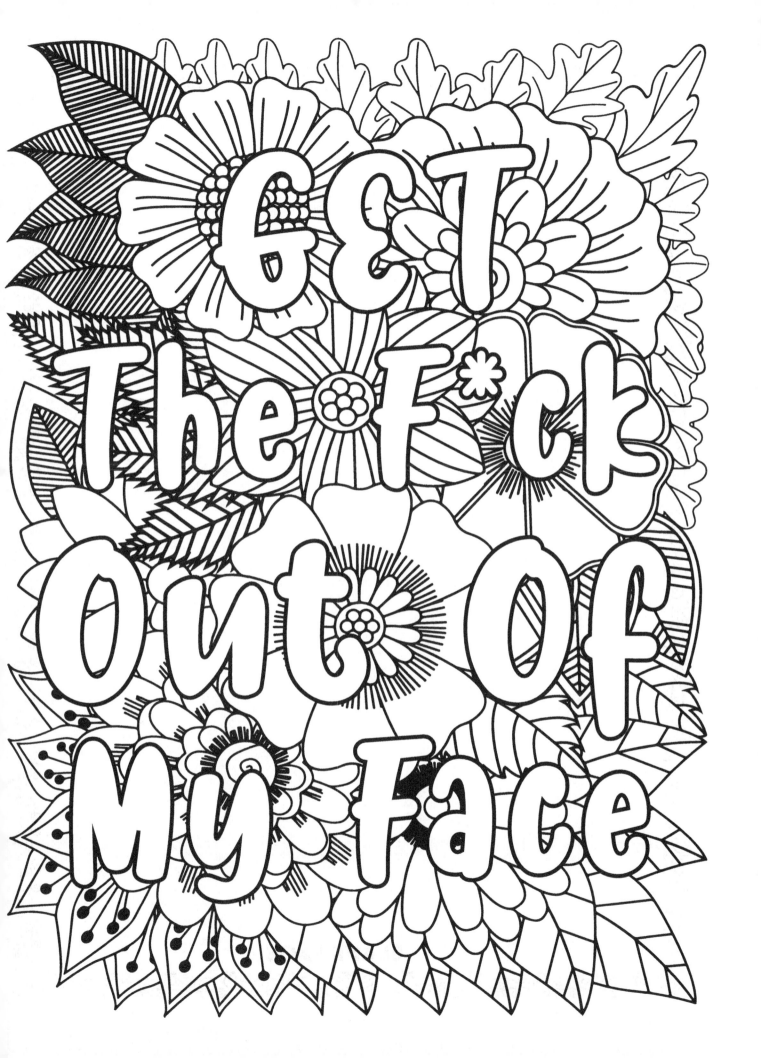

BLANK PAGE

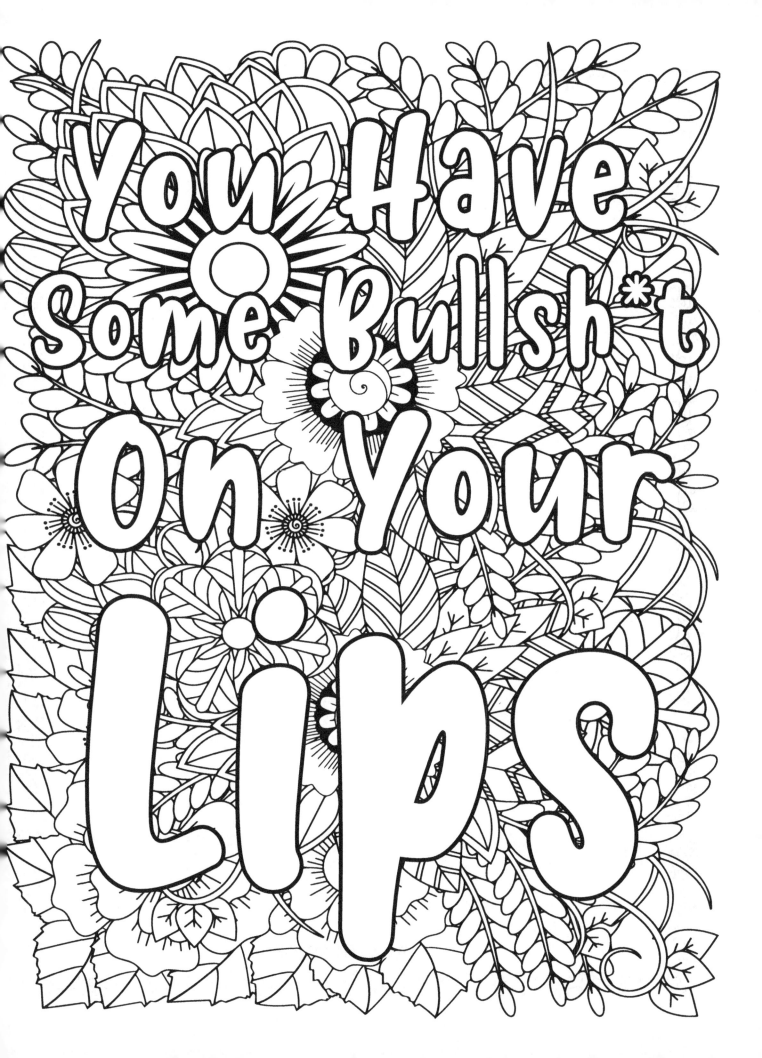

BLANK PAGE

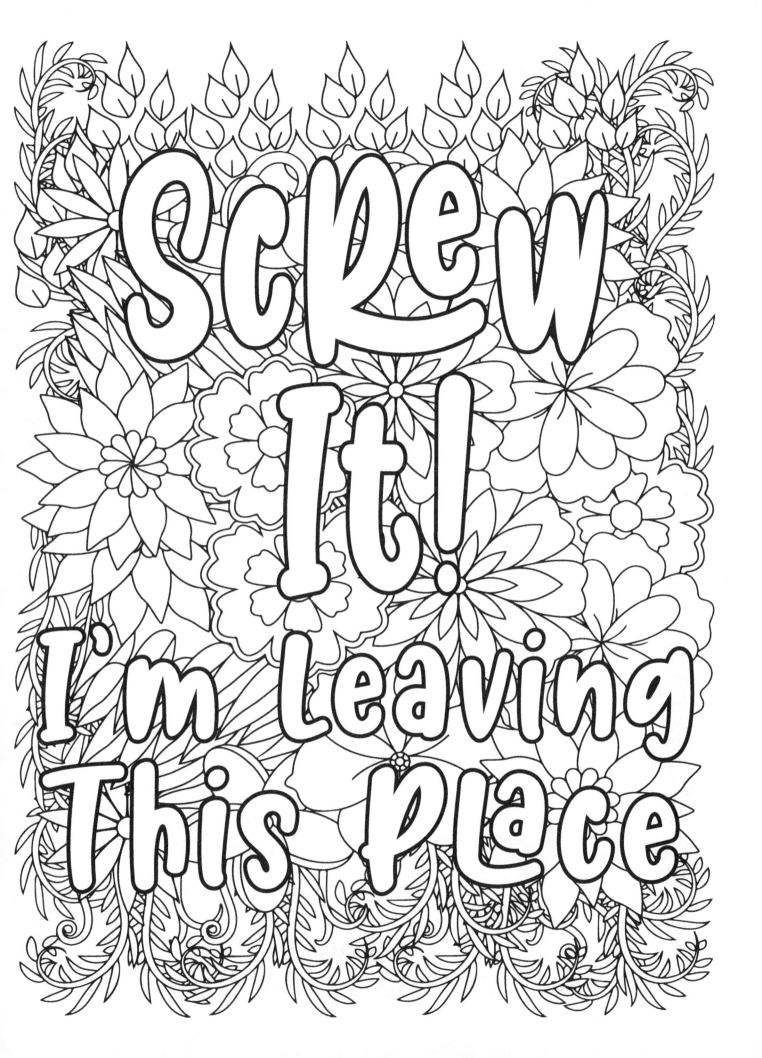

BLANK PAGE

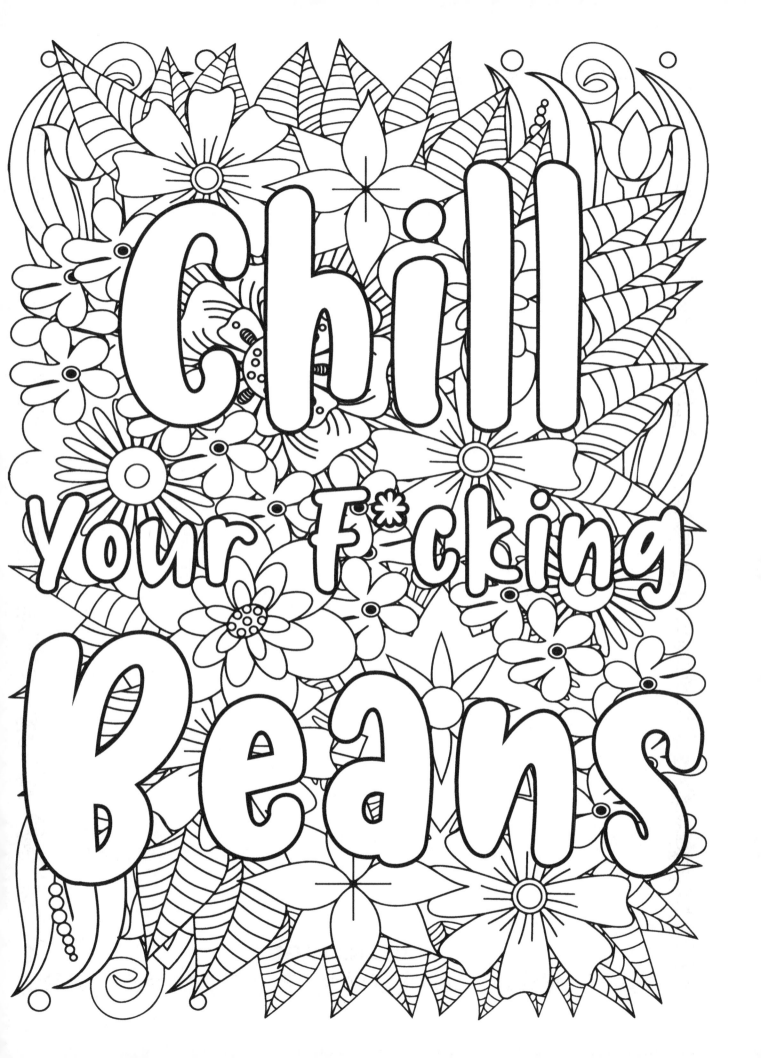

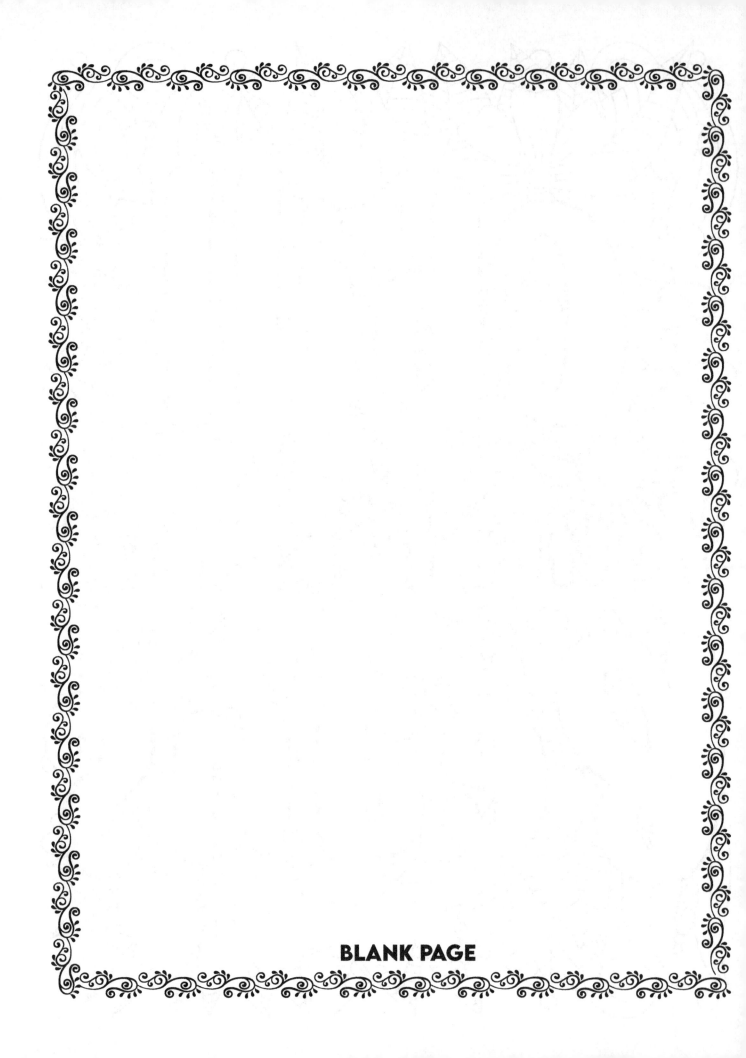

BLANK PAGE

Made in the USA
Las Vegas, NV
07 August 2024